R. Kluthe und N. Szczeponik · Nieren- und Hochdruckkrankheiten

Nieren- und Hochdruckkrankheiten

Internistische Begutachtung
Von R. Kluthe und N. Szczeponik

Mit einem Geleitwort von Prof. Dr. H. Sarre, Freiburg i. Br.

Springer-Verlag Berlin Heidelberg GmbH

Die Autoren

Dozent Dr. med. Reinhold Kluthe, Medizinische Universitäts-
Poliklinik, Freiburg i. Br.
Dr. med. Norbert Szczeponik, Medizinische Universitäts-Poli-
klinik, Freiburg i. Br. (jetzt: Freiburg, Kaiser-Joseph-Str. 180)

© Springer-Verlag Berlin Heidelberg 1970
Ursprünglich erschienen bei Johann Ambrosius Barth, München 1970

ISBN 978-3-540-79627-5   ISBN 978-3-642-87634-9 (eBook)
DOI 10.1007/978-3-642-87634-9

GELEITWORT

Die Begutachtung von Nieren- und Hochdruckkrankheiten ist eine schwierige und verantwortungsvolle Aufgabe. Schwierig, weil die Hochdruck- und Nierenkrankheiten äußerst vielgestaltig sind mit jeweils verschiedenen Stadien, Verlaufsformen, Insuffizienzen und Prognosen. Verantwortungsvoll, weil es sich meist um außerordentlich chronisch verlaufende Erkrankungen handelt, bei denen eine fehlerhafte Beurteilung von Invalidität, Arbeits- oder Berufsfähigkeit auf viele Jahre die Aktivität, Lebensfreude und sozialen Verhältnisse des Begutachteten mindern kann.

Ich habe es deshalb sehr begrüßt, daß mein langjähriger Mitarbeiter und Oberarzt, Doz. Dr. Kluthe, zusammen mit Dr. Szczeponik, diesen Leitfaden für die internistische Begutachtung solcher Kranker geschrieben hat. Das ungewöhnlich große Krankengut unserer Klinik und Poliklinik an Nieren- und Hochdruckleiden mit weit über 1000 Gutachten hat zu einem einzigartigen Erfahrungsschatz geführt, der für dieses Buch ausgewertet werden konnte. So ist ein Ratgeber entstanden, der sehr klar und übersichtlich die Vielfalt der Erkrankungen darstellt und jeweils die für den Gutachter wichtigen Fragen bespricht. Dieser Ratgeber füllt eine Lücke im deutschen Schrifttum aus. Ich wünsche darum diesem Buch, das aus der Tradition der Freiburger Poliklinik erwachsen ist, eine gute Aufnahme und eine weite Verbreitung.

H. Sarre, Freiburg

VORWORT

Die Spezialisierung innerhalb der inneren Medizin ist in
den letzten Jahren weiter fortgeschritten. So hat sich u.a.
in zunehmendem Maße auch das Fachgebiet der Nephrologie herausgebildet, welches naturgemäß eng mit dem
Sektor der Bluthochdruckkrankheiten verknüpft ist.

Die Fülle neuer Erkenntnisse diagnostischer, therapeutischer sowie prognostischer Art, die hier laufend gewon-
nen werden, macht es für den nicht nephrologisch tätigen
Arzt heute schwer, spezielle Fragestellungen den Gegebenheiten entsprechend beurteilen zu können. Dies gilt
in gleichem Maße auch für den ausschließlich in der
Begutachtungsmedizin tätigen Kollegen.

Wohl liegt eine Reihe von ausgezeichneten Monogra-
phien und Sammelwerken auf dem Begutachtungssektor
vor, ein speziell sich mit der Beurteilung von Nieren-
und Hochdruckkrankheiten befassendes Buch fehlt jedoch
bisher. Dies war der Anlaß, die Sachverhalte auf diesem
Gebiet nach dem neuesten Stand zusammengefaßt darzustellen, wobei auch auf Fragen eingegangen wurde,
die sich durch die Entwicklung neuer Behandlungsme-
thoden der fortgeschrittenen chronischen Niereninsuffizienz (spezielle Diätetik, Dauerdialyse, Nierentransplantation) ergeben haben.

Herrn Reg.-Obermedizinalrat Dr. K. Pütter, Freiburg, sei
für die kritische Durchsicht, vor allem des Tuberkulose-
kapitels, dem Urologen Dr. Fürst, Oberarzt am Loretto-
krankenhaus Freiburg, für die Durchsicht des den Urologen betreffenden Teils gedankt.

Die Verfasser

INHALTSVERZEICHNIS

I. DIE NIERENKRANKHEITEN

A. Vorwiegend glomeruläre Nephropathien

1. Akute diffuse postinfektiöse hämorrhagische Glomerulonephritis

Die akute diffuse Glomerulonephritis ist immer — auch bei klinisch leichtem Verlauf — als schwere Erkrankung anzusehen. Die Prognose bleibt zunächst ungewiß. Der Kranke ist arbeitsunfähig und hat, selbst bei raschem Rückgang der klinischen Symptomatik, für wenigstens vier Wochen unter entsprechender Behandlung strenge Bettruhe einzuhalten. Erst wenn alle typischen Symptome (Hämaturie, Proteinurie, Hypertonie, Ödeme; Zylindrurie, Konzentrationsschwäche) sich zurückgebildet haben, wenn eventuelle durch Clearance-Bestimmungen (endogene Kreatinin- oder Inulin-PAH-Clearance) faßbare Nierenfunktionsstörungen wieder behoben sind und gegebenenfalls der Antistreptolysintiter wieder normalisiert ist, kann mit hinreichender Wahrscheinlichkeit eine Heilung angenommen werden. Dies wird in der Regel nach 4—8 Wochen der Fall sein. Dann darf eine vorsichtig dosierte körperliche Belastung unter Kontrolle von Harnsediment (möglichst unter Anwendung quantitativer Verfahren), Proteinurie und Blutdruck gestattet werden. Ein Wiederauftreten eines dieser Symptome unter Belastung macht erneute strenge Schonung für etwa vier Wochen notwendig. Findet sich nach einigen Wochen leichter körperlicher Belastung keines dieser Symptome mehr, so kann die Aktivität langsam weiter gesteigert werden. Im allgemeinen wird man eine Wiederaufnahme der Arbeit 4—6 Monate nach Beginn der Erkrankung verantworten können. Bei kompliziertem Verlauf (stärkere Einschränkung der Nierenfunktion im akuten Stadium bis zur Anurie, Herzinsuffizienz bei Hypertonie, Entwicklung eines passageren nephrotischen Syndroms) kann sich die Heilungsphase verlängern, die Rehabilitation verzögern. Bleiben Einzelsymptome als „Restbefunde" zurück, so sollten diese nicht ohne weiteres zur Annahme einer „Defektheilung" verleiten (siehe unten). In einem solchen Fall muß durch subtile Diagnostik geklärt werden, ob ein Übergang in das subchronische oder chronische Stadium der Glomerulonephritis vorliegt oder ob der Entzündungsprozeß wirklich zum Stillstand gekommen ist. Herabgesetztes Glomerulusfiltrat (Kreatinin- oder Inulin-Clearance) bei guter oder hoher Nierendurchblutung (PAH-Clearance) und somit niedrige Filtrationsfraktion, sprechen für ein Fortbestehen der Glomerulonephritis respektive ein Andauern der Heilungsphase (*Sarre* 1967). In Zweifelsfällen ist eine Nierenbiopsie anzustreben.

Auch nach relativ sicherer Ausheilung einer akuten Glomerulonephritis gilt der Patient für das erste Jahr nach Wiederaufnahme der Arbeit als gefährdet und sollte unter ärztlicher Kontrolle bleiben. Interkurrente Infekte (auch scheinbar banaler Art) stellen stets eine Indikation zur antibiotischen Behandlung unter körperlicher Schonung dar. Der Patient ist dann bis eine Woche nach Entfieberung bzw. nach Abklingen des Infektes arbeitsunfähig. Harn- und Blutdruckkontrollen sind während und nach einem solchen Infekt regelmäßig durchzuführen.

Bei Wiederaufnahme der Arbeit nach akuter Glomerulonephritis ist während des ersten Jahres für einen Arbeitsplatz mit stabilen klimatischen Bedingungen zu sorgen. Dies gilt insbesondere für Berufe mit Tätigkeit im Freien, in Räumen mit stärkeren Temperatur- und Feuchtigkeitsschwankungen, generell bei vermehrter Infektgefährdung, wie sie z. B. auch gegeben ist, wenn sich der Patient beruflich größerem Publikumsverkehr exponieren muß. Gegebenenfalls ist vorübergehender Arbeitsplatzwechsel angezeigt.

Zur Frage der Defektheilung: Eine akute Glomerulonephritis kann ohne jedes Restsymptom ausheilen, es kann aber auch das eine oder andere Symptom („Rest"-Symptom) in geringem Umfang als Ausdruck „narbiger" Veränderungen für einige Zeit oder auf Dauer zurückbleiben: *Restproteinurie.* Eine nach akuter Glomerulonephritis fortbestehende Proteinurie kann mit einiger Berechtigung dann als Restproteinurie bezeichnet werden, wenn die Eiweißausscheidung im Harn bei oder unter 0,5 g pro Tag liegt, der Blutdruck normal ist und kein pathologisches Harnsediment gefunden wird. Eine isolierte Restproteinurie bedingt keine MdE. Regelmäßige Kontrolluntersuchungen über Jahre müssen zeigen, ob die Proteinurie eventuell Symptom der Latenzphase einer chronischen Glomerulonephritis ist.

Eine genaue Beurteilung der Proteinuriegröße ist nur aus dem 24-Stunden-Harn möglich, nicht aber aus einer Einzelportion, da bei konstantem Eiweißverlust die Eiweißkonzentration im Harn sich reziprok zur Harnmenge verhält: 1‰ in 500 ml Tagesharn sind 0,5 g/die, in 2000 ml aber 2 g/die.

Resterythrurie. Sie ist am sichersten beurteilbar mit quantitativen Verfahren (z. B. mit Kammerzählung nach *Gadeholt*, Methoden s. *Sarre* 1967).

Wie bei der Restproteinurie gilt auch hier, daß eine isolierte Mikrohämaturie keine MdE bedingt (selbst dann nicht, wenn sie alleiniger Ausdruck einer chronischen Glomerulonephritis im kompensierten Dauerstadium wäre, s. S. 22), aber ebenfalls Anlaß zu regelmäßigen Kontrolluntersuchungen geben sollte.

Resthypertonie. Bleibt nach Abklingen einer akuten Glomerulonephritis eine Hypertonie als einziges Symptom zurück, muß in der überwiegenden Mehrzahl der Fälle mit dem Übergang in das subakute oder chronische Stadium gerechnet werden. Die sogenannte Resthypertonie ist also zunächst als möglicher Ausdruck einer schon bestehenden chronischen Glomerulonephritis im Latenz- oder kompensierten Dauerstadium anzusehen. Bei Fehlen anderer Symptome kann hier die Diagnose nur durch Nierenbiopsie geklärt werden, wobei sich dann herausstellt, ob die Glomerulonephritis narbig ausgeheilt ist, die Hypertonie also wirklich als Symptom einer Defektheilung angesehen werden darf. Manche Autoren lehnen das Vorkommen einer Resthypertonie als Defektsymptom nach Ausheilung einer Glomerulonephritis gänzlich ab und nehmen das zufällige Zusammentreffen mit einer essentiellen Hypertonie an (*Reubi* 1960; *Schwartz* und *Kassirer* 1963). Für den Gutachter ist dieses Problem besonders bedeutsam, da er sich häufig mit der Frage auseinanderzusetzen hat, inwieweit eine Hypertonie mit einer — eventuell vor vielen Jahren durchgemachten — ausgeheilten Glomerulonetis einwandfrei erwiesen ist (etwa Lazarettbehandlung wegen einer Feldnephritis). So wird man eine seither bestehende oder später sich entwickelnde Hypertonie in der Regel auch dann als Schädigungsfolge anerkennen, wenn subtile Untersuchungen einschließlich Nierenbiopsie keinen Hinweis (mehr) auf das Vorliegen einer primären Nierenerkrankung geben. Nach *Sarre* (1967), sowie *Losse* (1968) wäre es unbillig, in einem solchen Fall dann eine (möglicherweise ausgeheilte) Nephritis unberücksichtigt zu lassen und die Hypertonie als davon unabhängige zweite Krankheit einzustufen.

Bleibt nach akuter Glomerulonephritis eine isolierte (Rest-) Hypertonie ohne andere pathologische Symptome bestehen, so kann der Patient — sofern eine gute therapeutische Einstellung des Blutdrucks erreicht ist — seine Arbeit wieder aufnehmen, wenn er plötzliche bzw. schwere körperliche Belastungen, direkte Sonnenbestrahlung usw. vermeiden kann. Eine MdE von mindestens 30 % bleibt aber bestehen, solange die Hypertonie andauert.

Verbleiben nach Abklingen einer akuten Glomerulonephritis zwei oder drei der genannten „Rest"-Symptome, etwa eine Proteinurie und eine Erythrurie, so erhöht sich die Wahrscheinlichkeit, daß die subchronische oder chronische Verlaufsform der Glomerulonephritis vorliegt. Die Prognose trübt sich erheblich. Bei voll kompensierter Nierenfunktion ist der Patient aber (mit einer MdE von 30 %) trotzdem arbeitsfähig unter den oben beschriebenen Kautelen; regelmäßige Kontrolluntersuchungen — gegebenenfalls mit Nierenbiopsie nach $^1/_2$ Jahr — sind dann aber erforderlich.

So sehr wir Zurückhaltung in der prognostischen Beurteilung Nierenkranker empfehlen, so erstaunt sind wir doch immer wieder, daß in Extremfällen junge, voll leistungsfähige Patienten wegen einer Mikrohämaturie oder einer leichten Proteinurie als Rest einer abgelaufenen Glomerulonephritis monatelang hospitalisiert bleiben, von Kur zu Kur geschickt werden und sich — bei völligem Wohlbefinden — zum arbeitsunfähig Kranken, mitunter zum Rentner gestempelt sehen. Auch bei unsicherer Prognose einer abgeklungenen Glomerulonephritis liegt kein Grund vor, solche Patienten vom Arbeitsprozeß fernzuhalten.

Auch anfangs schwerer verlaufende Glomerulonephritiden (etwa mit akutem Nierenversagen einhergehend) sind kein Anlaß für eine vorsichtigere Beurteilung der Arbeitsfähigkeit, sofern eine Heilung nach den obigen Kriterien angenommen werden kann.

Zusammenhangsfragen: Auf Ätiologie und Pathogenese der akuten diffusen Glomerulonephritis soll nicht speziell eingegangen werden, es wird auf die einschlägigen Lehrbücher verwiesen. In den meisten Fällen ist anamnestisch eine Vorkrankheit zu eruieren, insbesondere Infekte der oberen Luftwege (Angina, Nebenhöhlenentzündung, Otitis media, Pharyngitis), Zahn-, seltener Hautaffektionen und andere fieberhafte Erkrankungen. Nach *Schwartz* und

Kassirer ist in 10—15 % der Fälle eine Vorkrankheit nicht zu erheben. Gewöhnlich handelt es sich bei der Vorkrankheit um Infekte durch Streptokokken, wobei der Typ 12 der Gruppe A dominiert (nach *Christ* [1959] in 84 %). Die Möglichkeit einer akuten Glomerulonephritis nach Infektionen mit anderen Erregern (Diphtherie, Typhus, Pneumokokken, Koli, Staphylokokken) ist gegeben (*Sarre* 1967). Es bleibt allerdings offen, ob hierbei nicht zusätzlich sekundäre Streptokokkeninfektionen ätiologisch eine Rolle spielen. *Reubi* (1960) nimmt z. B. an, daß akute postinfektiöse Glomerulonephritiden ausschließlich nach Streptokokkeninfektionen auftreten. Bei eindeutigem zeitlichen Zusammenhang mit einer bakteriellen Vorkrankheit muß aber eine akute Glomerulonephritis trotz dieser unterschiedlichen Auffassungen auf jeden Fall als unmittelbare Folge der Vorkrankheit anerkannt werden. Selbst das Auftreten einer akuten Glomerulonephritis nach Mumps, Masern, Varizellen sowie Grippe ist möglich (*Sarre* 1967) und demnach gutachtlich entsprechend zu berücksichtigen. Das gelegentlich epidemische Auftreten akuter Glomerulonephritiden gilt als gesichert (*Rammelkamp* und *Weaver* 1953; *Reed* 1953) und dürfte unmittelbar mit dem Grad der Durchseuchung einer Population mit nephritogenen Streptokokkentypen zusammenhängen (Masseninfektionen). — Meist treten Glomerulonephritiden aber sporadisch auf, und zwar in der Regel 1—2 Wochen — durchschnittlich zehn Tage — nach Beginn einer Streptokokkeninfektion, wobei aber auch Intervalle von weniger als einer Woche und mehr als vier Wochen möglich sind (*Rammelkamp* 1957).

Bei der Begutachtung spielt die Frage nach der Latenzzeit zwischen Streptokokkeninfekt und Ausbruch einer akuten Glomerulonephritis dann eine besondere Rolle, wenn in diese Latenzzeit zufällig einschneidende soziale Veränderungen fallen, etwa Antritt des Wehrdienstes, Abschluß einer Kranken- oder Lebensversicherung, wenn es

16

also um die Beurteilung von Schädigungsfolgen geht. — Man wird in der Regel einen Infekt, der mehr als vier Wochen vor Ausbruch einer akuten Glomerulonephritis begonnen hat, nicht mehr als ätiologische Ursache ansehen können, andererseits kann eine weniger als sechs Tage nach einem Infekt ausbrechende akute Glomerulonephritis noch nicht auf diesen Infekt bezogen werden. In solchen Fällen dürfte dieser zufällig in die Latenzzeit nach einer voraufgegangenen anderen Infektion fallen (*Sarre* 1967; *Losse* 1968). Häufig sieht sich der Gutachter mit der Frage nach dem Zusammenhang zwischen einer akuten Glomerulonephritis und einer voraufgegangenen Erkältung, Durchnässung oder Unterkühlung konfrontiert. Eine „Erkältung" allein ist nicht geeignet, eine akute Glomerulonephritis zu verursachen. Man muß in solchen Fällen eine zwischengeschaltete Infektion postulieren und kann nur dann einen ursächlichen Zusammenhang ableiten, wenn aus einer Erkältung, Durchnässung oder Unterkühlung (nasse Kälte nach *Pilgerstorfer*; 1948) eine Infektion resultiert, die ihrerseits dann Ursache der nach typischem zeitlichen Intervall auftretenden akuten Glomerulonephritis ist. Da eine solche Infektion nach Kälte- oder Nässetrauma aber auch klinisch stumm verlaufen kann, wird man in entsprechend gelagerten Fällen eine Schädigungsfolge auch dann anerkennen, wenn eine akute Glomerulonephritis nach einem Intervall auftritt, das sich mit der Latenzzeit nach einer klinisch manifesten Vorkrankheit deckt. — Eine akute Glomerulonephritis unmittelbar im Anschluß an ein Kältetrauma dagegen muß als zufälliges Zusammentreffen angesehen werden; das Trauma fiel dann zeitlich in die Latenzphase einer anderen voraufgegangenen, nicht schädigungsbedingten Infektion.

Das Kausalitätsbedürfnis nicht nur der Patienten, sondern häufig auch des behandelnden Arztes führt nicht selten zu der Forderung, einen an der Arbeitsstelle erlittenen

„Zug", eine Durchnässung durch ein Gewitter oder ähnliches als Ursache einer akuten Glomerulonephritis zu betrachten. Da aber jeder Mensch beruflich wie privat häufig genug solchen klimatischen Einflüssen ausgesetzt ist, ohne notwendig an einer Glomerulonephritis zu erkranken, wird man als Gutachter in dieser Frage besonders vorsichtig urteilen müssen und die Gegebenheiten im Einzelfall äußerst kritisch zu durchleuchten haben.

Akute Glomerulonephritis und Unfalltrauma: Eine akute Glomerulonephritis als unmittelbare Unfallfolge kommt nicht in Betracht. Werden die Nieren direkt durch ein Trauma (Prellung, Riß) betroffen, so wird es sich bei einer daraus resultierenden entzündlichen Nierenkomplikation stets um eine Pyelonephritis handeln, desgleichen bei Verletzungen der ableitenden Harnwege mit Harnrückstau und sekundärer Nierenaffektion. — Kommen aber während eines unfallbedingten Krankenlagers komplizierende Infektionen allgemeiner Art (Pneumonie, Hautinfektion bei Dekubitus usw.) oder im Bereich der Unfallverletzung hinzu (Wundinfektion, akute Osteomyelitis usw.), die ihrer Pathogenität nach geeignet sind, nach typischer Latenzzeit eine akute Glomerulonephritis als „Zweitkrankheit" nach sich zu ziehen, so ist diese selbstverständlich mit all ihren möglichen Folgen als schädigungsbedingt anzuerkennen. Eine akute Glomerulonephritis aber, die ohne nachweisbare oder zumindest vermutliche schädigungsabhängige Infektion im Gefolge eines Unfalltraumas auftritt oder aber — auch bei Vorliegen einer unfallbedingten Infektion — sich bereits sechs Tage oder kürzer nach dem Unfall manifestiert, kann nicht in Kausalzusammenhang mit dem Unfalltrauma gebracht werden.

Ein akutes Nierenversagen nach Unfalltrauma beruht in den meisten Fällen auf einer Schock- oder einer Crush-Niere und wird klinisch unschwer von einer akuten Glomerulonephritis zu unterscheiden sein. Zu klären wäre in

18

solchen Fällen aber die Frage, ob unfallunabhängig bereits eine chronische Nephritis vorlag, welche das Auftreten eines akuten Nierenversagens begünstigt haben könnte (siehe Kapitel: Chronische Glomerulonephritis, S. 20).

2. Anaphylaktische und toxische akute Glomerulonephritis

Es ist eine solche Vielzahl von belebten und unbelebten Noxen als mögliche Ursache einer anaphylaktischen oder toxischen akuten Glomerulonephritis beschrieben worden, daß zu den Einzelheiten auf die spezielle Literatur (*Hansen* und *Werner* 1967; *Heintz* 1966; *Kuemmerle* et al 1960) verwiesen werden muß. Solche Schädigungen können einen Verlauf ähnlich dem klinischen Bild einer postinfektiösen akuten diffusen Glomerulonephritis nehmen, nur wird bei unterschiedlicher Noxe auch auf eine recht unterschiedliche Latenzzeit zwischen Schädigungsereignis und Ausbruch der akuten Erkrankung zu achten sein. Auch die Entwicklung eines nephrotischen Syndroms ist möglich (siehe S. 34). Allergosen führen meist zu sofortiger Reaktion. Toxische Schädigungen (etwa durch Medikamente) werden sich erst bei Erreichen oder Überschreiten der Toleranzdosis manifestieren. Das Ausmaß allergischer oder toxischer glomerulärer Schädigungen ist abhängig vom Grad der vorherigen Sensibilisierung, von der Menge des auslösenden Antigens, von der Menge und Toxizität des zugeführten Agens und schließlich vom Zustand der Nieren vor dem Einwirken der Noxe. Man findet das gesamte Spektrum an klinischer Symptomatik von der nur zufällig entdeckten Mikrohämaturie bis zur schweren akuten diffusen Glomerulonephritis mit Nierenversagen (*Sarre* 1967). Im Versicherungswesen spielen solche Nephritiden eine wichtige Rolle, etwa bei gewerblichen Allergosen und Vergiftungen, als Therapieschäden, bei Wiederholungsimpfungen bereits Sensibilisierter. So schilderte *Gessler* (1967) einen Fall von akuter allergischer Glomerulonephritis sechs Tage nach Zweitimpfung mit Tetanusantitoxin. — Der Kausalzusammenhang dürfte in solchen Fällen mit hinreichender Wahrscheinlichkeit zu rekonstruieren sein. Je nach Lagerung des Falles ergibt sich entsprechende Entschädigungspflicht (etwa einer Unfallversicherung nach Schädigung durch prophylaktische Gabe von Tetanusantitoxin auch bei Bagatelltrauma).

3. Perakute („subakute") und subchronische Glomerulonephritis

Bei der perakuten („subakuten") Verlaufsform der Glomerulonephritis handelt es sich um die schwerste (histologisch extrakapilläre) Form der akuten Glomerulonephritis, welche in den meisten Fällen innerhalb von Wochen bis Monaten unter rascher Entwicklung einer Niereninsuffizienz zum Tode führt. Von einer subchronischen Verlaufsform sprechen wir dann, wenn die Krankheit in 1—2 Jahren zur terminalen Niereninsuffizienz und zum Tode führt. Patienten mit subakuter Glomerulonephritis sind gewöhnlich auf Dauer oder vorwiegend stationär behandlungsbedürftig, somit erwerbsunfähig. Die Prognose der subchronischen Verlaufsform ist günstiger. Hier findet sich u. U. ein fließender Übergang zur chronischen Glomerulonephritis (siehe unten). Die Beurteilung der Zusammenhangsfragen entspricht den bei der akuten Glomerulonephritis aufgestellten Richtlinien.

4. Chronische Glomerulonephritis

15—20 % der akuten Glomerulonephritiden des Erwachsenen (bei Kindern etwa 14 %) gehen über ein symptomfreies oder -armes Latenzstadium in die chronische Glomerulonephritis über, bei der es sich um eine sterile Entzündung als Folge einer Antigen-Antikörper-Reaktion handelt. Nach den heutigen Vorstellungen scheinen die Fixation von Streptokokkentoxin oder aber die Folgen der Antigen-Antikörper-Reaktion Jahre und Jahrzehnte lang in den Nieren fortzuwirken, möglicherweise im ganzen Organismus, wie es mehrfach das unfreiwillige Experiment einer akuten Glomerulonephritis der gesunden Spenderniere nach Transplantation auf einen Empfänger zeigte, dessen glomerulonephritische Schrumpfnieren vor der Transplantation entfernt worden waren (*Murray* et al. 1965). Vorwiegend aufgrund experimenteller Ergebnisse (*Seegal* et al. 1965; *Smadel* und *Farr* 1939) gilt heute als sicher, daß der Übergang der akuten in die chronische Glomerulonephritis einerseits vom Schweregrad der einmal gesetzten Entzündung („Antigenüberschuß"), andererseits aber auch wesentlich vom Ausmaß der Stoffwechselaktivität während der akuten Entzündungsphase abhängt. Diesem Umstand hat der Gutachter bei der Beurteilung von Zusammenhangsfragen Rechnung zu tragen etwa dann, wenn eine nichtschädigungsbedingte akute Nephritis aufgrund entschädigungspflichtiger Umstände nicht adäquat behandelt werden konnte, wobei auch in der Vorpenicillinära Schädigungsfolge dann angenommen werden muß, wenn die damaligen therapeutischen Möglichkeiten (Bettruhe, Fasten und andere allgemeine Maßnahmen) nicht voll ausgeschöpft werden konnten.

Volhard (1931) teilte die Art der Verlaufsform der chronischen Nephritiden ein in die *vaskuläre bzw. hypertonische Verlaufsform* und die Nephritis mit nephrotischem Einschlag (Synonyme: Nephritis-Nephrose; Pseudonephrose), welche wir als die *nephrotische Verlaufsform* der chronischen Glomerulonephritis bezeichnen.

Bei der vaskulären Verlaufsform beherrscht die Blutdrucksteigerung das klinische Bild, während bei der ne-

phrotischen Verlaufsform mit ihrer großen Proteinurie die
Tendenz zur Ausbildung eines nephrotischen Syndroms
im Vordergrund steht. Diesen beiden Gruppen ist eine
dritte, der Häufigkeit nach durchaus gleichwertige Gruppe
hinzuzufügen, die *gemischte* Verlaufsform der chronischen
Nephritis, welche durch große Proteinurie *und* eine Hypertonie gekennzeichnet ist. In dem Krankengut unserer
Klinik sind alle drei Formen ungefähr gleichstark vertreten.

Den Verlauf der chronischen Glomerulonephritis teilen
wir ein in vier Stadien, deren Einstufung sich am Funktionszustand der Nieren orientiert: Stadium der Latenz,
kompensiertes Dauerstadium, Stadium der kompensierenden Retention, dekompensiertes Endstadium. — Die ersten
beiden Stadien werden im folgenden, die letzten beiden
unter dem Kapitel „Die chronische Niereninsuffizienz"
(S. 95 ff.) behandelt.

Das Latenzstadium einer chronischen Nephritis ist oft nur
schwer zu diagnostizieren, die Diagnose erfordert bei entsprechendem Verdacht subtile Untersuchungsmethoden.
Selbst diese aber können häufig eine sichere Entscheidung
nicht herbeiführen. Meist fühlen sich die Patienten beschwerdefrei und sind voll leistungsfähig, so daß sie sich
geheilt glauben und keinen Arzt mehr aufsuchen. In diesem Stadium ist die Nierenfunktion voll erhalten, oder
man findet höchstens eine geringe Einschränkung ihrer
Leistungsbreite. Das Latenzstadium kann viele Jahre lang
(15 Jahre und mehr) andauern, bis sich schließlich die
Symptome der chronischen Nephritis einstellen. Bis dahin ist eine MdE nicht gegeben, da eine Leistungseinbuße
bei den Patienten nicht besteht und auch nicht empfunden
wird.

Ist das kompensierte Dauerstadium der chronischen Glomerulonephritis erreicht, kann die Leistungsfähigkeit
trotzdem voll erhalten sein. Eine chronische Glomerulonephritis im kompensierten Dauerstadium wird häufig als

Zufallsbefund entdeckt, ohne daß die Patienten sich krank
fühlen. In solchen zufällig diagnostizierten Fällen läßt
meist auch genaueste anamnestische Befragung eine akute
Nierenerkrankung in der Vorgeschichte vermissen; von
254 Fällen unserer Klinik fand *Schad* (1966) schleichenden
Beginn der chronischen Nephritis in 73 % (vaskuläre
Form 60 %, nephrotische Form 80 %). Wie *Becher* (1944
und 1947) nehmen manche Autoren deshalb die Existenz
einer „primär-chronischen" Nephritis an, es ist aber eher
zu vermuten, daß bei diesen Patienten früher eine klinisch
stumme oder unterschwellige akute Glomerulonephritis
abgelaufen ist, etwa als grippaler Infekt, die dann über
das Latenzstadium in das kompensierte Dauerstadium
übergegangen ist. *Sarre* (1967) neigt eher zu der Annahme, daß wiederholte herdförmige — klinisch ebenfalls unterschwellige — Glomerulonephritiden in die chronische diffuse Form der Glomerulonephritis münden.

a) Vaskuläre Verlaufsform

Das kompensierte Dauerstadium der chronischen Glomerulonephritis vaskulärer Verlaufsform ist charakterisiert durch mäßig pathologische Harnbefunde (geringe
Proteinurie, Erythrurie), nur geringe bis mäßige Herab-
setzung der Konzentrationsfähigkeit im Durstversuch
(spezifisches Gewicht 1024 und darüber), mehr oder weniger deutliche Blutdrucksteigerung und Einschränkung der
Leistungsbreite der Nierenfunktion (auf maximal 50 %
des Normwertes), die dann nur durch Clearance-Methoden erfaßt werden kann. Die Erwerbsfähigkeit richtet
sich hier vornehmlich nach dem Grad der bestehenden
Hypertonie, da von der Nierenfunktion her noch keine
Einbuße der allgemeinen Leistungsfähigkeit besteht.
Solange die Hypertonie keine extremen Grade erreicht
und durch konsequente antihypertensive Therapie zu
beherrschen ist, wird der Kranke auch (unter Vermei-

dung schwerer körperlicher Tätigkeit) im allgemeinen erwerbsfähig bleiben (siehe auch S. 123 und 132). Dieses Stadium der Hypertonie liegt in der Regel vor, wenn der diastolische Blutdruck bei 90 mm Hg und darunter liegt; nach unseren Erhebungen leben von diesen Patienten nach fünf Jahren noch 95 %. Ist der diastolische Blutdruck auf Werte zwischen 90 und 110 mm Hg erhöht, wird sich in vielen Fällen eine befriedigende therapeutische RR-Senkung nicht erzielen lassen; es ist vermehrt mit entsprechenden Beschwerden zu rechnen wie Kopfschmerzen, Schwindelerscheinungen usw. sowie — als Nebenwirkung vieler Antihypertensiva — mit orthostatischer Dysregulation. Die Prognose ist in diesen Fällen schon wesentlich getrübt: nach fünf Jahren leben von dieser Gruppe noch 32 %. Mit einer solch hochgradigen Hypertonie ist die Erwerbsfähigkeit bereits um mindestens 50 % herabgesetzt, der Grad der Minderung hängt mit vom Ausmaß der subjektiven Beschwerden ab. Körperliche Arbeit wird nur in vermindertem Umfang möglich sein; hier wäre u. U. Umschulung auf leichte Arbeiten in geschlossenen Räumen anzustreben. Normsätze für den Grad der MdE sind aber nur schwer aufzustellen; nur eine individuelle Beurteilung des Einzelfalles kann dem jeweiligen Zustand gerecht werden.

Ein konstant über 110 mm Hg erhöhter diastolischer Blutdruck bedeutet eine beträchtliche Einbuße der körperlichen und/oder geistigen Leistungsfähigkeit. Die Patienten sind dauernd (meist ambulant, aber auch periodenweise stationär) behandlungsbedürftig. Es ist bei fortschreitender Herzhypertrophie auch mit beginnender Herzinsuffizienz zu rechnen, die ebenfalls einer Dauertherapie bedarf, desgleichen mit Fernwirkungen auf das Gefäßsystem (Augenhintergrund, Koronarien, Zerebrum). Von den Kranken dieser Gruppe lebten nach fünf Jahren noch 12 % (*Sarre* 1967). Gelingt es nicht, in dieser Phase den Blutdruck therapeutisch zu beeinflussen, so wird man beim größten Teil der Patienten nicht mehr mit einer regelmäßigen Erwerbstätigkeit rechnen können. Auch hier ist der individuelle Zustand zu berücksichtigen, da verschiedene Grade der Hypertonie bei verschiedenen Individuen recht unterschiedlich toleriert werden; nicht selten wird eine ausgeprägte Hypertonie als Zufallsbefund bei einem voll leistungsfähigen Schwerarbeiter entdeckt, der sich seiner Krankheit gar nicht bewußt war. Zu beachten ist, daß zu orthostatischer Dysregulation neigende Hypertoniker (mit meist „optimaler" therapeutischer Blutdrucksenkung) von beruflicher Tätigkeit ferngehalten werden müssen, die sie selbst oder andere bei einem allfälligen Kollaps in Gefahr bringen könnte (Arbeit auf Gerüsten, an offenen Maschinen, als Chauffeur öffentlicher Verkehrsmittel usw.). Bei vermehrter Kollapsneigung sollte sich ein solcher Patient auch *nicht mehr ans Steuer* setzen! Bei Uneinsichtigkeit wird im Interesse der Allgemeinheit ein amtsärztlicher Führerscheinentzug in die Wege geleitet werden müssen.

b) Nephrotische Verlaufsform

Die *Nephritiden nephrotischer Verlaufsform* können entweder als subakute Nephritis in unmittelbarem Anschluß an den nephritogenen Infekt auftreten oder aber — wie bei der vaskulären Form — nach mehr oder weniger langer Latenzperiode als subchronische oder chronische Glomerulonephritis sich entwickeln. Wesentlich häufiger als bei der vaskulären Verlaufsform wird eine akute Glomerulonephritis in der Vorgeschichte vermißt, wenn der Kranke erstmals wegen der Ausbildung eines nephrotischen Syndroms sich in ärztliche Behandlung begibt. Nur in knapp der Hälfte unserer chronischen Glomerulonephritiden nephrotischer Verlaufsform war anamnestisch ein Streptokokkeninfekt zu eruieren, bei den Fällen mit vaskulärem Verlauf in etwa zwei Drittel (*Sarre* 1967).

Bei gesicherter Ätiologie gelten in Zusammenhangsfragen die für die akute Glomerulonephritis aufgestellten Richtlinien. Bei leerer Anamnese ist eine Aussage über den Beginn der chronischen Glomerulonephritis, die zu dem nephrotischen Syndrom geführt hat, nicht möglich.

Die Probleme in der Beurteilung der Kranken mit Nephritiden nephrotischer Verlaufsform liegen anders als bei denen der vaskulären Verlaufsform. Hier ist der Blutdruck meist normal, die Nierenfunktion zunächst voll kompensiert. Im Vordergrund steht die zum nephrotischen Syndrom führende große Proteinurie (Eiweißverlust im Harn über 3 g/die). Die Erwerbsfähigkeit richtet sich hier vornehmlich nach dem Grad der Hypo- und Dysproteinämie sowie der Ödemneigung. Die heutigen therapeutischen Möglichkeiten lassen in den meisten Fällen (gewöhnlich nach längerer stationärer Behandlung) das nephrotische Syndrom so weit beherrschen, daß die Kranken nach Beseitigung der Ödemneigung wieder arbeitsfähig werden können, allerdings unter laufender ambulanter Behandlung und Überwachung ihrer gezielten Dauertherapie. Auch hier ist dafür Sorge zu tragen, daß keine schwere körperliche Arbeit geleistet und der durch Antikörpermangel (Verlust von gamma-Globulinen durch Proteinurie) bedingten Infektanfälligkeit Rechnung getragen wird.

Häufig geht eine chronische Nephritis nephrotischer Verlaufsform nach Monaten bis Jahren in die vaskuläre Verlaufsform über: Proteinurie und damit das nephrotische Syndrom gehen langsam zurück, so daß scheinbar eine Besserung des chronischen Krankheitsverlaufs eingetreten ist; gleichzeitig oder kurz darauf entwickelt sich aber eine Hypertonie. Der weitere Verlauf entspricht dem bei primär vaskulärer Verlaufsform der chronischen Glomerulonephritis. — Der Übergang von der nephrotischen in die vaskuläre Verlaufsform beruht auf einer allmählichen Verödung der Glomerula. Ist in der Übergangsphase das nephrotische Syndrom beseitigt, die Hypertonie aber zunächst nur gering ausgeprägt und ohne sekundäre Folgen, die Nierenfunktion gleichzeitig noch ausreichend, so wird in dieser Phase auch die Arbeitsfähigkeit gebessert sein, da der Allgemeinzustand des Patienten subjektiv wie objektiv einen deutlichen Aufschwung nimmt. War also während der nephrotischen Phase die Erwerbsfähigkeit herabgesetzt (etwa wegen therapieresistenter Ödeme), so wird man jetzt die MdE für die Übergangsphase niedriger einschätzen.

c) Gemischte Verlaufsform

Bei der *gemischten Verlaufsform der chronischen Glomerulonephritis* — die durch ein nephrotisches Syndrom *und* Hypertonie gekennzeichnet ist — wird in der Regel die Erwerbsfähigkeit stärker herabgesetzt sein als bei einer der beiden Formen allein, da der Kranke in seiner Leistungsbreite von zwei Seiten her beeinträchtigt ist. In vielen Fällen, etwa bei stärkerer Hypertonie und therapeutisch schwer beeinflußbaren Ödemen, muß auf Erwerbsunfähigkeit erkannt werden; meist dürfte hier auch dauernde Behandlungsbedürftigkeit (stationär oder ambulant) vorliegen.

Defektheilung einer chronischen Glomerulonephritis: Entgegen früheren Ansichten (*Volhard* 1931) ist es nach unseren heutigen Kenntnissen einwandfrei erwiesen, daß auch eine chronische Glomerulonephritis noch ausheilen kann, in einzelnen Fällen noch nach fünf und mehr Jahren (*Addis* 1950; *Sarre* 1967).

In der Beurteilung solcher Fälle sollte man aber noch zurückhaltender sein als bei der Diagnose der Defektheilung der akuten Glomerulonephritis (siehe S. 13): Nur jahrelange Konstanz normaler oder gering erniedrigter Clearance-Werte bei entsprechendem histologischen Befund berechtigt bei Vorliegen einer Resthypertonie, -proteinurie und/oder -erythrurie dazu, diese wirklich als Restsymptome, d. h. als Ausdruck einer Defektheilung, einzustufen (*Sarre* 1967).

Schreitet nun der Krankheitsprozeß weiter fort, so wird bei abnehmender Nierenfunktion mit langsamer Entwicklung einer Retention harnpflichtiger Substanzen im Serum das Stadium der „kompensierenden (kompensierten) Retention" erreicht, welches — zusammen mit dem dekompensierten Endstadium — in dem Kapitel „Die chronische Niereninsuffizienz" besprochen werden wird. (S. 95).

Akutes Rezidiv (Exazerbation) einer chronischen Glomerulonephritis: Bei erneuten Streptokokkeninfekten, generell nach interkurrenten Infektionen, aber auch scheinbar spontan, kann eine chronische Glomerulonephritis akut rezidivieren, wobei man von einer Exazerbation spricht. Diese kann unter dem klinischen Bild einer akuten Glomerulonephritis verlaufen, so daß sie ohne Kenntnis der Vorgeschichte bzw. beim Vorliegen einer bisher nicht bekannten chronischen Glomerulonephritis mit einer akuten verwechselt werden kann. Genaue klinische Untersuchungen werden in den meisten Fällen aber eine Unterscheidung zulassen. Bei bereits bestehender chronischer Glomerulonephritis wird man gegebenenfalls verkleinerte Nierenschatten vorfinden (Nierentomographie!), meist eine stärkere Anämie als bei einer akuten Glomerulonephritis; häufig Zeichen einer schon länger bestehenden Hypertonie (Augenhintergrundsveränderungen, Umformung des Herzens, Ekg-Veränderungen) und schließlich eine wesentlich verkürzte Latenzzeit zwischen erneutem Streptokokkeninfekt und Manifestation der ersten Symptome der Exazerbation (1—4 Tage nach *Seegal* et al. 1940).

Die akute Exazerbation einer chronischen Nephritis unter dem klinischen Bild einer akuten Glomerulonephritis verläuft gewöhnlich schwerer und stellt für den Kranken ein wesentlich gefährlicheres Ereignis dar als eine akute Glo-

28

merulonephritis bei zuvor gesunden Nieren. Die Nierenfunktion ist passager meist deutlicher eingeschränkt, häufiger kommt es zum akuten Nierenversagen. Nicht in allen Fällen wird sich nach dem — in der Regel stark verzögerten — Abklingen der akuten Erscheinungen der status quo wieder einstellen. Wir haben mehrfach erlebt, daß die akute Exazerbation einer bis dahin im kompensierten Dauerstadium oder im Stadium der kompensierten Retention befindlichen chronischen Nephritis unter zunehmender Oligurie, schließlich Anurie zum raschen Übergang in die terminale Niereninsuffizienz führte.

In der akuten Phase ist der Kranke erwerbsunfähig, stets stationär behandlungsbedürftig und wird eine lange Rekonvaleszenz benötigen, um seinen vorherigen Zustand wieder zu erreichen. Handelt es sich bei dem zur akuten Exazerbation führenden Infekt um ein entschädigungspflichtiges Ereignis (entsprechend den Kriterien bei der Vorkrankheit einer akuten Glomerulonephritis), so wird man auf schädigungsbedingte Verschlimmerung erkennen müssen, sofern nach Abklingen der akuten Erscheinungen eine weitere MdE gegenüber dem vorherigen Zustand resultiert. Es kann sich dabei auch um eine anteilige Verschlimmerung handeln, da auch ohne eine akute Exazerbation früher oder später mit einer Verschlechterung des Zustandes oder mit dem Übergang in das nächstfolgende Stadium der chronischen Glomerulonephritis gerechnet werden mußte.

Versicherungsmedizinische Fragen: Liegt eine akute Glomerulonephritis zwei Jahre und länger zurück und ergeben subtile Untersuchungen keinen Hinweis auf das Vorliegen einer chronischen Glomerulonephritis, so ist (auch bei bestehenden Restsymptomen im Sinne einer Defektheilung) die Ablehnung der Aufnahme in eine Kranken- oder Lebensversicherung nicht gerechtfertigt, auch keine Prämienerhöhung aufgrund eines vermehrten Risikos. Letztere kann nur dann gefordert werden, wenn als Symptom einer Defektheilung eine Hypertonie zurückbleibt, die ihrerseits die Prognose belastet. Steht die Diagnose einer nicht ausgeheilten oder chronischen Glomerulonephritis gleich welcher Verlaufsform fest, so wird Aufnahme in eine Krankenversicherung nur unter Ausklammerung des Nierenleidens und seiner eventuellen Folgen auf den Gesamtorganismus möglich sein. Abschluß einer Lebensversicherung kann sogar abgelehnt werden. Je nach der Lage des Falles ist Aufnahme mit Risikozuschlag diskutabel.

Zusammenhangsfragen bei der chronischen Glomerulonephritis: Ist eine vorausgegangene akute Glomerulonephritis als Schädigungsfolge anerkannt, so ist der Kausalzusammenhang mit einer späteren chronischen Glomerulonephritis auch dann gegeben, wenn ein jahre- oder jahrzehntelanges symptomfreies Latenzstadium dazwischenliegt. Der Nachweis von Brückensymptomen ist dabei nicht erforderlich. Normalbefunde bei Untersuchungen im Latenzstadium sprechen nicht gegen den Zusammenhang. Läßt sich beim Vorliegen einer chronischen Nephritis eine früher abgelaufene akute Glomerulonephritis (als Äquivalent: eine entsprechende Infektion mit oder ohne — auch geringe — Nierensymptome) nicht nachweisen oder nicht mit an Sicherheit grenzender Wahrscheinlichkeit vermuten, so kann ein Zusammenhang z. B. mit einer angeschuldigten Wehrdienstbeschädigung (etwa feuchte Unterkunft im Gefangenenlager, aber ohne damalige Erkrankung) nicht anerkannt werden, vor allem dann nicht, wenn die vermeintliche Ursache Jahre oder Jahrzehnte zurückliegt. In solchen Fällen wird häufig ein rentenwunschbezogenes Kausalitätsbedürfnis angenommen werden müssen.

Für den Gutachter sind Fragestellungen von besonderer Bedeutung, die sich mit der Verschlimmerung einer bestehenden chronischen Nierenerkrankung durch extrarenale Krankheiten sowie der Beeinflussung des Verlaufs nicht renaler Krankheiten durch ein schon bestehendes chronisches Nierenleiden zu befassen haben. So kann ein unfallbedingter Schockzustand mit passagerer allgemeiner Hypoxie (und damit auch renaler Ischämie), der sich auf eine bestehende, bis dahin gut kompensierte chronische Glomerulonephritis aufpfropft, durchaus den Übergang in das nächste Stadium der chronischen Glomerulonephritis beschleunigen oder unmittelbar nach sich ziehen. Eine sekundäre Pyelonephritis (etwa nach Verletzung der ableitenden Harnwege oder nach Prostataoperation) kann sich im gleichen Sinn auswirken. Gegebenenfalls muß eine richtunggebende Verschlimmerung des bestehenden Nierenleidens durch eine extrarenale Schädigungsfolge anerkannt werden.

Andererseits muß man beachten, daß bei Vorliegen einer chronischen Glomerulonephritis ein erhöhtes Operationsrisiko durch vermehrte Blutungsneigung, verzögerte Wundheilung (Nahtdehiszenzen, gegebenenfalls Narbenhernien usw.; *Stein* und *Wiersum* 1959), gesteigerte Infektanfälligkeit besteht. Nimmt eine extrarenale Erkrankung bei chronischer Glomerulonephritis einen schwereren Verlauf, als bei gesunden Nieren erfahrungsgemäß zu erwarten gewesen wäre, muß dies gutachtlich Berücksichtigung finden.

5. Glomeruläre und tubuläre Nierenkrankheiten bei Infektionskrankheiten (intrainfektiöse Nephritiden)

Es gibt kaum eine Infektionskrankheit, die nicht irgendwie mit einer Beteiligung der Nieren einhergehen kann. Je nach Virulenz der Erreger und der Abwehrlage des Organismus findet man ein großes Spektrum im Ausmaß der Nierenbeteiligung: von der leichten Herdnephritis über die interstitielle Nephritis, diffuse Glomerulonephritis, Nephritis-Nephrose bis hin zur toxischen Tubulusnekrose, andererseits von der „sterilen" Nephritis über die septische Metastasierung zur eitrigen Nephritis.

Nierenbeteiligungen sind häufig bei folgenden Infektionskrankheiten zu beobachten: Endocarditis lenta (Herd-, aber auch diffuse Glomerulonephritis und interstitielle Nephritis), Bazillenruhr (glomerulotubuläre Schädigung; nur selten diffuse Nephritis, dann gutartiger Verlauf), Bruzellosen (interstitielle Nephritis), Lepra (interstitielle Nephritis, später Amyloidose), Fleckfieber (diffuse Glomerulonephritis), Toxoplasmose (wie bei Herdnephritis), Malaria (insbesondere Malaria quartana, hier glomerulär-tubuläre Schädigung im Sinne einer Nephritis-Nephrose mit eventueller Ausbildung eines nephrotischen Syndroms), Morbus Weil (immer; oft akutes Nierenversagen mit Urämie), Kriegs- oder Feldnephritis (akute diffuse Glomerulonephritis; Virusätiologie?), endemische Nephropathie im Balkan (chronische interstitielle Nephritis), Nieren- und paranephritische Abszesse, ein- oder doppelseitig und schließlich die metastatische Nierentuberkulose.

Nur selten ist die Nierenbeteiligung beim Typhus und Paratyphus (Pyelonephritis typhosa), beim Wolhynischen Fieber (Herdnephritiden) und bei der Grippe (meist dann wohl durch sekundären Streptokokkeninfekt); sehr selten beim Pfeifferschen Drüsenfieber (Herdnephritis), Erysipel (diffuse Glomerulonephritis, häufiger nur einfache Proteinurie), bei Diphtherie (diffuse Glomerulonephritis; sehr häufig dagegen Proteinurie und Hämaturie), Kala-Azar (zweifelhaft), Masern (diffuse Glomerulonephritis, wohl meist durch Streptokokkensuperinfektion), Varizellen (meist nach Superinfektion, aber auch im Eruptionsstadium und als Späterkrankung; vorwiegend benigner Verlauf), nach Pockenimpfung (sehr seltene und meist leicht verlaufende Vakzinenephritis), bei Moniliasis (unter lang- und hochdosierter Antibiotika- oder Zytostatikatherapie; als Herd- oder diffuse Glomerulonephritis, Pyelonephritis, Nieren- oder paranephritischer Abszeß) und als unspezifische diffuse Glomerulonephritis während einer Tbc-Erkrankung (allergisch-toxisch ohne spezifische tuberkulöse Nierenveränderungen).

Gutachtlich sind solche Nierenbeteiligungen von besonderem Interesse, wenn die Grundkrankheit Schädigungsfolge ist und die Nierenerkrankung über die Grundkrankheit hinaus bestehen bleibt, mit Restdefekten ausheilt bzw. in ein chronisches Nierenleiden übergeht. Wenn nach Ausheilung der Grundkrankheit ein dann selbständiges Nierenleiden zurückbleibt, wird man mit einer MdE rechnen müssen, deren Einstufung nach den Kriterien der chronischen Glomerulonephritis bzw. der Defektheilung nach akuter Glomerulonephritis vorzunehmen ist.

Zusammenhangsfragen: Bei gesichertem Zusammenhang zwischen infektiöser Grundkrankheit und Auftreten von Nierensymptomen wird auch die Kausalität auf der Hand liegen. Sehr zurückhaltend ist aber bei der Zusammenhangsbeurteilung dann vorzugehen, wenn als Ursache eines entdeckten „primär chronischen" Nierenleidens eine vor Jahren oder Jahrzehnten durchgemachte Infektionskrankheit angeschuldigt wird, die mit Nierenbeteiligung einhergehen kann, ohne daß tatsächlich eine manifeste Nierenerkrankung dabei auftrat oder irgendwie belegt werden kann. So wird man eine im Wehrdienst durchgemachte Typhus-, Malaria- oder Fleckfiebererkrankung oder ein Wolhynisches Fieber nicht als Ursache einer chronischen Nephritis anerkennen können, sofern eine klinisch bedeutsame Nierenbeteiligung während dieser Erkrankung nicht einwandfrei feststeht. Selbst dann wäre, wenn inzwischen Jahre oder Jahrzehnte verstrichen sind, mit der Anerkennung größte Zurückhaltung geboten.

6. Das nephrotische Syndrom

Das Kardinalsymptom des nephrotischen Syndroms ist die
große Proteinurie, die durch den chronischen Eiweißverlust zu Hypoproteinämie, Dysproteinämie, Hypercchole-
sterinämie und Ödemen führt. Das Absinken des kol-
loidosmotischen Druckes bedingt das Ödem. Es gibt eine
Vielzahl von Ätiologien des nephrotischen Syndroms, die
hier zunächst kurz aufgezählt seien (siehe Tabelle 1). Wegen ihres häufigen Vorkommens seien einzelne der Ursachen des nephrotischen Syndroms gesondert besprochen:

a) Lipoidnephrose („reine Nephrose", membranöse Glomerulonephritis)

Ein vorausgegangener Streptokokkeninfekt läßt sich
meist nicht eruieren, die Krankheit beginnt schleichend
und wird erst durch die Ödembildung bemerkt. Drei Formen des klinischen Verlaufs werden unterschieden: Fälle
mit nur einem Schub, der ohne klinische Residuen abheilt
(meistens Kinder); Fälle mit mehreren Schüben und lang-
dauernden vollständigen Remissionen; Fälle mit schub-
weisem Verlauf und partiellen oder vollständigen Remissionen mit dauernd mehr oder weniger eingeschränkter
Nierenfunktion; hier ungünstige Prognose mit späterem
Übergang in die chronische Niereninsuffizienz. Wahrscheinlich handelt es sich bei der membranösen Glomerulonephritis nicht um ein eigenständiges Krankheitsbild,
sondern um eine besondere — leichte — Form der Nierenentzündung.
Hinsichtlich der Erwerbsfähigkeit gelten die für die nephrotische Verlaufsform der Glomerulonephritis (s. S.
25) gegebenen Anhaltspunkte: Der Grad der MdE wird
sich nach der Ausprägung der Hypoproteinämie und
der Ödeme richten sowie gegebenenfalls nach dem Ausmaß der Einschränkung der Nierenfunktion. Bei ausge-

Tabelle 1. Ursachen des nephrotischen Syndroms

I. Glomerulonephritis	Idiopathische membranöse und lobuläre proliferative – akute – subakute – chronische
II. Akute und chronische Infekte	Lues Tuberkulose Malaria Subakute bakterielle Endokarditis
III. Stoffwechselerkrankungen	Diabetische Glomerulosklerose Schwangerschaftsnephropathie Multiples Myelom Amyloidose
IV. Kollagenkrankheiten	Lupus erythematodes disseminatus Periarteriitis Dermatomyositis
V. Zirkulationsstörungen	Thrombose der V. cava und V. renalis Konstriktive Perikarditis Herzinsuffizienz
VI. Akute und chronische Vergiftungen	Organische bzw. anorganische Quecksilbervergiftungen Wismut Gold Toxicodendrum quercifolium Tridione und Methadione Schnakenstich Penicillinamine Aminonucleosid
VII. Verschiedenes	Familiäre Nephrose Pollenüberempfindlichkeit Nierentransplantation Sichelzellanämie Morbus Hodgkin

prägtem nephrotischen Syndrom besteht Erwerbsunfähigkeit. Bei guter therapeutischer Beeinflußbarkeit ist der Kranke aber nach Ödembeseitigung auch unter chronischer gezielter Dauertherapie beschränkt oder voll erwerbsfähig, sofern regelmäßige Lebensweise, Möglichkeiten zur Einhaltung der Diätkost sowie Vermeidung körperlicher Belastungen und vermehrter Exposition gegenüber interkurrenten Infekten garantiert sind; häufig wird deshalb Umschulung erforderlich sein. Im symptomfreien Intervall bei ungestörter Nierenfunktion ist der Kranke voll arbeitsfähig unter Vermeidung schwerer körperlicher Arbeit. Bei bis zur Manifestation des nephrotischen Syndroms leerer Anamnese sind *Zusammenhangsfragen* nicht zu klären; auch mehrere Wochen oder Monate zurückliegende Streptokokkeninfekte können bei der Lipoidnephrose nicht als auslösende Vorkrankheit angesehen werden.

b) Proliferative Glomerulonephritis mit nephrotischem Syndrom (siehe S. 25)

c) Amyloidose (Amyloidnephrose)

Nach schweren oder (jahre-) langen Entzündungen oder Eiterungen oder auch bei manchen malignen Tumoren lagert sich Amyloid, ein pathologischer Eiweißkörper, in verschiedenen Geweben ab. Bei der Nierenamyloidose äußern sich die zwei histologisch voneinander abzugrenzenden Ablagerungstypen auch in klinischen Unterschieden: Der sogenannte *Kapillartyp* führt zur reinen Nephrose ohne Niereninsuffizienz sowie ohne Hypertonie, beim *Arteriolentyp* kann es neben dem nephrotischen Syndrom zur Niereninsuffizienz und Urämie kommen, bei einem Teil der Fälle zum Übergang in die Amyloidschrumpfniere mit oder ohne Hypertonie, in den Spätstadien kann schließlich das klinische Bild einer fortgeschrittenen chronischen Glomerulonephritis reproduziert werden.

Ätiologie: Beim Kapillartyp fanden *Kaul* (1951) sowie *Brass* (1943) vorwiegend schwere Tuberkulosen, maligne Tumoren (insbesondere Hypernephrome) und schwere eitrige Entzündungen; in der Regel kurzer Verlauf bis zu fünf Jahren. Beim Arteriolentyp dagegen standen chronische Schädigungen wie Bronchiektasen, chronische Osteomyelitis und andere chronische Eiterungen im Vordergrund; also längere Entwicklungszeit von mehr als fünf Jahren. Aber auch eine Gicht, die primär chronische Polyarthritis, Verbrennungen oder eine chronische Pyelonephritis können Ursache einer Amyloidose sein. — Schließlich sei auch die *primäre Amyloidose* erwähnt, die bisweilen zu einem nephrotischen Syndrom führen kann und eine ätiologisch faßbare Ursache vermissen läßt.

Solange kein stärkeres nephrotisches Syndrom besteht bzw. dieses therapeutisch beherrscht werden kann und die Nierenfunktion normal ist, wird bei dem ausgesprochen chronischen Verlauf zunächst keine wesentliche Einbuße der Erwerbsfähigkeit durch das Nierenleiden vorliegen. Da selbst in fortgeschrittenen Stadien der Nierenamyloidose mit bereits mehr oder weniger deutlich eingeschränkter Nierenfunktion bei Sanierung der Grundkrankheit eine Heilung mit Wiedererlangung oder Besserung der Nierenfunktion möglich ist, sollte mit allen Mitteln versucht werden, die Grundkrankheit zu beseitigen. Dabei darf man notfalls auch nicht z. B. vor der Amputation eines voll funktionstüchtigen Beines zurückschrecken, wenn ein dort sitzender Osteomyelitisherd konservativen und lokal-chirurgischen therapeutischen Bemühungen trotzt (*Sarre* 1967).
Unter Umständen wird sich die Amyloidose nach Beseitigung des Grundleidens nur unter Hinterlassung von Defekten (Nierenfunktionsstörungen, Hypertonie) zurückbilden.

In manchen Fällen wird eine Sanierung der Grundkrankheit nicht möglich sein (z. B. ausgedehnte Bronchiektasie, primär-chronische Polyarthritis), so daß die Amyloidose langsam fortschreitet und schließlich zur terminalen Niereninsuffizienz führt. Für die Defektheilung und den Übergang in die chronische Niereninsuffizienz gelten dann die selben Regeln wie bei der chronischen Nephritis (siehe S. 20).

Zusammenhangsfragen: Handelt es sich bei dem zur Amyloidose führenden Grundleiden um eine anerkannte Schädigungsfolge, so ist eine Nierenamyloidose mit all ihren möglichen Folgen als unmittelbare Schädigungsfolge anzusehen. Eine floride Amyloidose setzt gewöhnlich eine noch floride Grundkrankheit voraus, die das Sekundärleiden chronisch unterhält. Dieses Postulat wird in praxi aber nicht durchweg zu verifizieren sein, wenn sich die Aktivität eines längere Zeit zurückliegenden Entzündungsprozesses (etwa einer Osteomyelitis) nicht mit Sicherheit nachweisen läßt. Findet man bei einem Patienten eine typische Amyloidnephrose (histologisch nachgewiesen durch Rektum- oder Nierenbiopsie) bei gleichzeitig bestehender Osteomyelitis, welche nach klinischen Kriterien seit Jahren „ruht", also inaktiv ist, so wäre es in einem solchen Fall unbillig, das Vorliegen einer — ungleich selteneren — primären Amyloidose annehmen zu wollen, die (scheinbar abgeheilte) Osteomyelitis also nicht als ätiologische Ursache der Amyloidose anzuerkennen. Gerade in ähnlich gelagerten Fällen (zunächst Osteomyelitis nach schädigungsbedingtem Trauma, später Entwicklung einer Amyloidose bei scheinbar ruhendem Entzündungsprozeß) findet man bei verschiedenen Gutachtern häufig recht gegenteilige Ansichten. Da bis zur klinischen Manifestation einer Nierenamyloidose in der Regel viele Jahre vergehen und der Beginn einer Amyloidablagerung nicht genau festzulegen ist, wird man wohl bei der Entdeckung einer Nierenamyloidose auch dann einen Zusammenhang

mit einer ätiologisch in Frage kommenden Grundkrankheit anzuerkennen haben, wenn diese Grundkrankheit
scheinbar seit Jahren (fünf Jahre und darüber) inaktiv,
somit theoretisch nicht mehr geeignet ist, eine Amyloidose
chronisch zu unterhalten. Man muß in solchen Fällen dann
doch annehmen, daß eine Amyloidnephrose — entgegen
der Ansicht von *Koch* (1939), wie sie noch vielfach vertreten wird — eben doch auch durch einen klinisch latenten
Infekt unterhalten werden kann, sofern er nur irgendwann früher manifest bzw. aktiv gewesen ist. Ähnliches
ist ja von der primär-chronischen Polyarthritis bekannt,
die u. U. klinisch gar nicht besonders ausgeprägt zu sein
braucht, um eine Amyloidose zu verursachen bzw. zu
unterhalten (*Koch* 1939). Die Entstehung einer Amyloidose
durch direkte Unfalleinwirkung ist pathogenetisch *nicht*
möglich. Bei schon bestehender Nierenamyloidose ist
zu berücksichtigen, daß Unfall- oder sonstige Traumen
(Schock, Crush-Syndrom, Operationen) sich im Sinne der
Verschlimmerung auf die bereits geschädigten Nieren
auswirken können (etwa größeres Risiko eines akuten
Nierenversagens), wie es schon bei der chronischen Glomerulonephritis besprochen wurde.

Versicherungsmedizin: Aufnahme in Kranken- und Lebensversicherung ist ohne Vorbehalt möglich, wenn die
Ursache der Amyloidose und das nephrotische Syndrom
ohne relevante Defekte beseitigt sind, andernfalls nur mit
entsprechender Risikoprämie bzw. unter Ausschluß der
Nierenerkrankung.

Die Vielfalt der übrigen Ätiologien des nephrotischen
Syndroms sei nur summarisch erwähnt (siehe Aufstellung
S. 35); die Zusammenhänge mit den Grundkrankheiten
stellen eher ein differentialdiagnostisches Problem dar. —
Für die verschiedenen Grade der Ausprägung des nephrotischen Syndroms und einer eventuellen Niereninsuffizienz gelten gutachtlich die am Anfang des Kapitels um-
rissenen Richtlinien. Meist wird die Grundkrankheit das

klinische Bild beherrschen, die Erwerbsfähigkeit also von
dieser her beurteilt werden müssen. — Auf Intoxikationen
als Ursache eines nephrotischen Syndroms sowie auf
einige andere Ätiologien wird an anderer Stelle gesondert eingegangen (S. 50).

7. Nephropathie und Schwangerschaft

Vor eine besonders schwierige Aufgabe wird der Gutachter gestellt, wenn es um die Frage einer Schwanger-
schaftsunterbrechung bei bestehendem Nierenleiden geht.
Eine Entscheidung muß innerhalb weniger Wochen gefällt
werden, da die gegebenenfalls beschlossene Interruptio
möglichst frühzeitig vorzunehmen ist.
Allgemeingültige Regeln lassen sich nicht aufstellen, so
daß die verschiedenen Fakten des Einzelfalles gegenein-
ander abgewogen werden müssen. Die Entscheidung
sollte in jedem Fall einem erfahrenen Nephrologen über-
lassen werden.
Generell kann gesagt werden, daß eine vor der Gravidität ohne Restschaden überstandene Nephritis keine Indikation zur Interruptio darstellt, wenngleich eine Garantie für normalen Schwangerschaftsverlauf nicht gegeben werden kann und nicht gegeben werden darf. Eine
chronische Glomerulonephritis insbesondere vaskulärer
Verlaufsform dagegen bedeutet eine wesentliche Trübung
der Prognose für Kind und Mutter. Es muß einerseits damit gerechnet werden, daß bei Austragung der Gravidität
das Kind nicht gesund und lebensfähig bleibt, andererseits ist eine Verschlechterung des Nierenleidens der
Mutter im Laufe der Schwangerschaft möglich. Ist bei
einer chronischen Nephritis im kompensierten Dauerstadium die Nierenfunktion voll kompensiert und eine Hypertonie nur gering bis mäßig ausgeprägt und gut einstellbar,
so wird man unter strenger Überwachung von Mutter und

40

Kind für die Austragung der Schwangerschaft plädieren können und diese gegebenenfalls vorzeitig durch Schnittentbindung beenden lassen. Bei chronischen Glomerulonephritiden nephrotischer Verlaufsform im kompensierten Dauerstadium ohne Beeinträchtigung der Nierenfunktion scheint in manchen Fällen eine Gravidität sogar einen günstigen Effekt auf das nephrotische Syndrom auszuüben, wie von *Sarre* (1967) beobachtet werden konnte (zwei normale Graviditäten und Spontanentbindung bei einer Frau mit schwerem nephrotischen Syndrom bei chronischer Glomerulonephritis). Erhebliche Hypertonie und azotämische Niereninsuffizienz sind eindeutige Indikation zur Interruptio.

B. Vorwiegend tubuläre Nierenkrankheiten

1. Pyelonephritis

Die Pyelonephritis stellt zweifellos die häufigste Nierenkrankheit dar. Man fand pyelonephritische Narben in 5—15 % statistisch erfaßter Sektionen (*Gloor* 1966; *Taylor* 1955). Nur in ⅕ der autoptisch gesicherten Pyelonephritiden war die Diagnose klinisch gestellt worden.
Der Begriff Pyelonephritis schließt den früher davon abgetrennten Begriff der „Pyelitis" ein, nur in besonderen Einzelfällen ist das Pyelon allein erkrankt. Gewöhnlich ist das Parenchym mit beteiligt (*Alken* 1962).

Ätiologisch stehen bei der Pyelonephritis die Kolibakterien als Infektionserreger an erster Stelle (35 %), es folgen Enterokokken, Proteus vulgaris, Staphylokokkus aureus, Aerobacter aerogenes, Pseudomonas aerogenes seu vulgaris (B. pyocyaneum), Parakolibakterien (*Kienitz* 1966). Häufig liegt eine Mischflora vor, wobei die drei erstgenannten Erreger dominieren. In den letzten Jahren bahnt sich allerdings eine Verschiebung in der Erregerhäufigkeit an, die wohl auf Resistenzentwicklung mancher Keime gegenüber den zunehmend angewandten Antibiotika und auf Überwucherung durch andere Keime beruht. Als besonders gefährlich, weil rasch zu schweren pyelonephritischen Destruktionen führend, erweist sich seit neuem die immer weiter um sich greifende Pseudomonasinfektion, deren Crux dazuhin in rascher Resistenzentwicklung gegenüber den meisten Antibiotika liegt.

Frauen erkranken doppelt so häufig wie Männer; bei Frauen sind primäre und sekundäre Pyelonephritiden in etwa gleichem Umfang zu beobachten, bei Männern dagegen stellt die primäre Pyelonephritis eine Rarität dar (1,7 %; der an Pyelonephritis erkrankten Männer; *Berning* und *Ruge* 1959). Für die primäre Pyelonephritis scheint nach den Untersuchungen der letzten Jahre doch häufig auch der hämatogene Infektionsweg eine Rolle zu spielen (*Lepeschka* 1967).

Der sekundären Pyelonephritis liegen folgende ätiologische bzw. prädisponierende Faktoren zugrunde: Beim Mann Prostataerkrankungen (Adenom, Karzinom, Prostatitis, Abszeß) in 55,4 %; Karzinome (Blase, Rektum, Penis, Ummauerung der Ureteren) und Querschnittslähmungen in 22,7 %; Steinleiden in 14,8 %; Mißbildungen der Harnwege in 6,4 % und andere Nierenerkrankungen in 0,7 %. — Bei der Frau Genitaltumoren, Entzündungen im kleinen Becken, Deszensus in 57,5 %; Steinleiden in 19,1 %; Mißbildungen der Harnwege, Gravidität und andere Nierenerkrankungen je 7,8 % (*Berning* und *Ruge* 1959). — Gutachtlich ist weiterhin von Bedeutung, daß Pyelonephritiden begünstigt oder ausgelöst werden können durch Diabetes mellitus, Gicht, Nephrokalzinose, Kaliummangel, Analgetikaabusus, verschiedene andere Medikamente (z. B. Kortikoide), Erkältungsschäden, Infektionskrankheiten (Typhus, Morbus Bang), extrarenale Entzündungsherde (Appendizitis, Enteritis, häufige Anginen, Pneumonie, Eiterungen), aber auch durch Entzündungen des Urogenitaltraktes (Prostatitis, Zystitis, Vulvovaginitis, Adnexitis, Bartholinitis u. a.).

Die *Urolithiasis* kann einerseits Ursache, andererseits Folge einer Pyelonephritis sein; in 5 — 6 % der Pyelonephritiden findet sich eine sekundäre Urolithiasis, bei der Hälfte der Nierensteinträger besteht eine sekundäre bzw. Begleit-Pyelonephritis (*Braasch* 1938; *Keefer* 1957; *Freedman* 1963).

Neurologische Störungen der Blasenfunktion als Ursache einer sekundären Pyelonephritis finden sich besonders bei Querschnittslähmungen jeder Genese. Nach *Paeslack* (1962) sterben 20–25 % solcher Kranken nach 3—4 Jahren an einer aszendierenden chronischen Pyelonephritis. Auch bei der Poliomyelitis ist diese Komplikation häufig.

Iatrogene Ursachen können forensisch von Bedeutung sein: Pyelonephritis nach Katheterismus und anderen instrumentellen Untersuchungen der Harnwege (*Karcher* 1959), in seltenen Fällen nach Spinalanästhesie mit Harnverhaltung und aszendierender Harnwegsinfektion (*Keefer* 1957).

Das Tragen eines *Dauerkatheters* birgt die Gefahr einer aszendierenden Harnwegsinfektion in besonderem Maße in sich. An *Unfallfolgen* als auslösende Faktoren einer Pyelonephritis kommen in Betracht: Direkte Nierenverletzungen mit sekundärer Infektion (*Reubi* 1960), Verletzung oder Verlegung der ableitenden Harnwege mit Harnrückstau und Sekundärinfektion (Beckenbrüche, insbesondere Symphysensprengung), Katheterismus wegen Blasenlähmung nach Unfall- oder Operationsschock und/oder stumpfem Bauchtrauma; Dauerkatheter bei längerer Bewußtlosigkeit; selbst länger dauernde erzwungene Rückenlage (im Gefolge von Unfallverletzungen anderer Art) kann zu einer Behinderung des Harnabflusses führen und damit einer Pyelonephritis Vorschub leisten (*Arnholdt* 1957; *Heusch* 1950). Nach einem von *Losse* (1968) beschriebenen Fall kann eine dystrophiebedingte *A-Avitaminose* (Rußlandheimkehrer) zu einer schädigungsbedingten Pyelonephritis führen (Epithelmetaplasien an Haut und Schleimhäuten bei längerem Vitamin-A-Mangel als Ursache lokaler Resistenzminderung bei gleichzeitig allgemeiner Resistenzschwäche des Dystrophikers, *Kühnau* und *Holdt* 1958).

a) Akute Pyelonephritis

Eine akute Pyelonephritis bedingt stets Arbeitsunfähigkeit. Bis zur Entfieberung und bis zum Abklingen der Beschwerden ist Bettruhe einzuhalten. Die Erkrankung heilt

in der Regel bei adäquater Behandlung in 8—10 Tagen
aus. Doch erst wenn das Harnsediment normalisiert und
eine Bakteriurie nicht mehr nachweisbar ist, darf eine
Heilung angenommen werden. Hinreichende Sicherheit
dafür, daß die Erkrankung ausgeheilt ist, geben erst genaue Kontrolluntersuchungen in den folgenden Wochen
und Monaten, wobei die Patienten aber wieder arbeitsfähig sind. Selbstverständlich ist nach Abklingen der akuten Phase immer nach eventuellen disponierenden Faktoren zu fahnden (Obstruktionen usw.). Diese müssen
dann so bald wie möglich therapeutisch angegangen werden. Rezidive der Pyelonephritis sind häufig. Auch bei
bestgeeigneter gezielter Therapie gehen etwa 20 %/o der
akuten Pyelonephritiden in die chronische Pyelonephritis
über, ähnlich wie bei der Glomerulonephritis oft über ein
jahrelanges klinisch stummes Latenzstadium (Persistenz
der Keime im Niereninterstitium? *Sarre* 1967).

b) Chronische Pyelonephritis

Die chronische Pyelonephritis ist häufig symptomarm.
Nicht selten macht sie sich erst durch uncharakteristische
Allgemeinerscheinungen wie Kopfschmerzen, Inappetenz,
Müdigkeit, Abgeschlagenheit, Gewichtsverlust, morgend-
liche Übelkeit oder einfach unklares Krankheitsgefühl
bemerkbar. Da auch die objektiven Befunde wechselhaft
und oft nur diskret sein können (leichte bis mäßige Anämie, subfebrile Temperaturen, oft normaler oder nur gering pathologischer Harnbefund, Durst und/oder Polyurie,
selten Hypertonie in den Anfangsstadien, in fortge-
schritteneren Stadien etwa in 50 %/o), sind bei entsprechendem Verdacht subtile diagnostische Maßnahmen erforderlich.
Akute Rezidive einer chronischen Pyelonephritis erfordern intensive — am besten stationäre — Behandlung,

deren Erfolg nach den selben Kriterien zu beurteilen ist
wie bei der akuten Pyelonephritis. Jeder neue Schub einer
chronischen Pyelonephritis verschlechtert naturgemäß die
Prognose; eine Langzeittherapie mit Einsatz aller verfüg-
baren therapeutischen Mittel wird umso dringlicher, je
weiter der destruktive Entzündungsprozeß bereits fortgeschritten ist. Selbst in scheinbar hoffnungslosen Fällen mit
schon deutlicher Niereninsuffizienz gelingt es dabei oft,
den Krankheitsprozeß zum Stillstand zu bringen und sogar die Nierenfunktion wesentlich zu bessern. Zur rei-
bungslosen Durchführung einer solchen Langzeittherapie
sollte gegebenenfalls eine passagere Invalidisierung ohne
Zögern vorgenommen werden.

Ist ein akuter Schub abgeklungen und/oder eine Progredienz der chronischen Pyelonephritis nicht mehr erkenn-
bar, so kann der Patient unter den selben Kautelen wie
nach akuter Glomerulonephritis seine Arbeit wieder aufnehmen; bei ungestörter Nierenfunktion und normalem
Blutdruck ist dann eine MdE nicht mehr gegeben.

Im Gegensatz zur chronischen Glomerulonephritis ist der
Verlauf der chronischen Pyelonephritis durch eine wesentlich langsamere Progredienz gekennzeichnet. Die Lebensprognose ist entsprechend günstiger (von 36 Patienten
unserer Klinik mit chronischer Pyelonephritis lebten nach
15 Jahren noch etwa 70 %, von 68 Patienten mit chronischer Glomerulonephritis dagegen nur noch knapp 35 %).
Dies darf aber kein Grund sein, die chronische Pyelonephritis weniger ernst zu nehmen. Ist bei fortgeschrittenem
Verlauf das Stadium der Niereninsuffizienz erreicht und
auch bei intensiver Behandlung nicht mehr reversibel, so
gleicht sich der weitere Verlauf im wesentlichen dem bei
der chronischen Glomerulonephritis an. Das Stadium der
kompensierenden Retention und das dekompensierte Endstadium der chronischen Pyelonephritis sollen deshalb
später im Kapitel „Die chronische Niereninsuffizienz"
(S. 95) besprochen werden.

c) *Einseitige pyelonephritische Schrumpfniere*

Eine einseitige chronische Pyelonephritis (nach *Berning* und *Prevot* 1952 sind etwa 40%/o der akuten P. einseitig) führt bisweilen zur *einseitigen pyelonephritischen Schrumpfniere*. Wird die Nierenfunktion durch die kompensatorisch hypertrophierte gesunde bzw. weniger befallene andere Niere ausreichend kompensiert, so wird die einseitige Schrumpfniere oft zufällig oder aber auf der Suche nach der Ursache einer Hypertonie entdeckt. Durch Nephrektomie kann u. U. Heilung erzielt werden. *Zusammenhangsfragen:* Es muß hier in erster Linie die Vielfalt der möglichen Ätiologien und prädisponierenden Faktoren berücksichtigt werden; mögliche Zusammenhänge sind bereits auf S. 41 dargestellt. Ist eine dieser Ursachen oder Faktoren als Schädigungsfolge anerkannt, so wird die daraus resultierende Pyelonephritis als mittelbare Schädigungsfolge angesehen werden müssen. Auf ärztliche Eingriffe zurückzuführende Pyelonephritiden sind dann als unmittelbare Schädigungsfolge anzuerkennen, wenn der Eingriff wegen einer schädigungsbedingten Krankheit vorgenommen wurde (z. B. Zystoskopie und retrograde Pyelographie bei Begutachtung nach traumatischer Makrohämaturie). Entwickelt sich im Gefolge einer entschädigungspflichtigen Krankheit eine Pyelonephritis bei gleichzeitigem Vorliegen von Anomalien der Nieren oder ableitenden Harnwege (z. B. doppelte Nierenanlage, Nephroptose mit Abknickung des oberen Ureters, Hypospadie), so ist das angeschuldigte Ereignis nur als auslösender oder verschlimmernder Faktor zu bewerten. Ähnliches gilt für die Exazerbation bzw. Verschlechterung einer schon bestehenden Pyelonephritis im Gefolge von schädigungsbedingten Traumen, Operationen oder Infekten; hier wird man die Schädigungsfolge im Sinne der — gegebenenfalls richtunggebenden — Verschlimmerung anzuerkennen haben.

2. Toxische Nierenschädigungen

a) Akute Vergiftungen

Eine große Zahl von Giften vermag akute Nierenschädigungen zu verursachen; sie wirken teils durch Hämolyse, teils durch Kristallausscheidung in den Harnkanälchen, teils durch schwere tubuläre Schädigungen mit Tubulonekrose und akutem Nierenversagen.

Zur *Hämolyse* führen: Arsenwasserstoff, Resorcin, Chlorate, Naphthalin, Nitrobenzol, Kaliseifen. — Stärkere *Hämaturie* findet sich bei Cantharidin, Dioxan, Phenolphthalein, Rhizin, Terpentinölen. — Tubuläre Insuffizienz mit *akutem Nierenversagen* kommt vor bei Hexamethylen in Kombination mit Sulfonamiden, bei Sulfonamiden, Arsenwasserstoff, Chromat, Dioxan, Dichloräthan, Natrium- und Kaliumchlorat, Kaliumoxalat (Kleesalz), Phenol, Kresol, Glykolen, Lysol, Karbol, Phosphor, Quecksilber, Kaliseifen, Terpentinöl, Tetrachlorkohlenstoff.

Die wichtigsten akuten Vergiftungen seien gesondert besprochen:

Quecksilber. Meist in suizidaler Absicht; 0,2—1 g Sublimat ($HgCl_2$) oder Quecksilberzyanit ($HgCN_2$) können tödlich sein. Unter Entwicklung einer Stomatitis und hämorrhagischer Gastroenteritis kommt es rasch (eventuell über eine wenige Stunden dauernde polyurische Phase) zu Anurie und Urämie. Wenn nicht sofort adäquate Behandlung eingeleitet werden kann (BAL, symptomatische Maßnahmen, Dialyse), so stirbt der Vergiftete entweder in den ersten 24 Stunden im Kreislaufkollaps oder anschließend in der Urämie.

Wismut führt in seltenen Fällen bei Anwendung kolloidaler Bi-Präparate in der Luestherapie zu einer Vergiftung, die in den wesentlichen Zügen der Quecksilberintoxikation gleicht.

Tetrachlorkohlenstoff findet Verwendung als Lösungsmittel, in Feuerlösch- und Reinigungsmitteln, zur Lösung von Farben und Lacken; daher häufig gewerbliche und häusliche Vergiftungen, meist durch Inhalation, bisweilen oral (2-4 ml oral können tödlich wirken). — Schwere toxische Leber- und tubuläre Nierenschädigung entwickeln sich nach 1—2 Tagen, meist dann typisches akutes Nierenversagen. Auch hier kann intensive Therapie (mit Dialysebehandlung) gute Erfolge erzielen mit bisweilen völliger Restitution.

Kleesalz wird verwendet zur Entfernung von Rost- und anderen Flecken im Haushalt, aber auch als Abortivum. Bei der Vergiftung kommt es zum Ausfallen von Kalzium-Oxalaten in Geweben und Blut sowie in den Tubuli und zu toxischen tubulären Schäden. Zunächst findet man tetanische Krämpfe durch die Ca-Ausfällung, nach 1—2 Tagen dann typisches akutes Nierenversagen, das gegebenenfalls Dialysebehandlung erfordert.

Glykole und deren Derivate sind weit verbreitet als Lösungs-, Schmier- und Frostschutzmittel (Glysantin = Aethylenglykol). Der gegebenenfalls zum akuten Nierenversagen führende Wirkungsmechanismus ähnelt dem bei der Kleesalzvergiftung.

Chlorsalze: Kaliumchlorat wird kaum noch als Desinfektionsmittel gebraucht, dagegen in der Zündholz- und Sprengstoffindustrie. Natriumchlorat ist noch weit verbreitet als Unkrautvertilgungsmittel. Gefährlich sind hier die häufigen Verwechslungen wegen der verwirrenden chemischen und pharmazeutischen Bezeichnungen ($KClO_3$ = Kaliumchlorat und „Kalium chloricum"; KCl = Kaliumchlorid und „Kalium chloratum"!), desgleichen die häufig fehlende Giftwarnung bei Firmenpräparaten von Unkrautvertilgern. — Die Giftwirkung führt zu Hämolyse und Methämoglobinbildung, also renal zur „Hämolyseniere" mit akutem Nierenversagen. Durch rasch einsetzende Behandlung, gegebenenfalls mit partiellem Blutaustausch und Dialyse, können komplette Restitutionen erzielt werden.

Muschel- und Pilzgifte führen bisweilen — neben toxischen Leberschädigungen — ebenfalls zum akuten Nierenversagen (*Bock* et al. 1964; *Dérot* 1952; *Sarre* 1967).

Nur selten kommt es im Gefolge einer *CO-Vergiftung* zu einem akuten Nierenversagen (*Sarre* 1967).

Akute Nierenschädigungen durch Medikamente

Nephrotoxisch sind folgende *Antibiotika:* Viomycin, Polymyxin-B, Colistin, Bacitracin, Amphotericin B, Neomycingruppe, Vancomycin, PAS. — Durch Dosisherabsetzung und Verbesserung der Ausscheidungsverhältnisse sind *Sulfonamide* heute weniger gefährlich geworden; Gefahren drohen allerdings weiterhin bei renalen Ausscheidungsstörungen (Kumulationsgefahr).

Streptomycin und Dihydrostreptomycin können Nierenschädigungen mit Proteinurie, Zylindrurie und Mikrohämaturie verursachen; mit Vestibularisschädigungen ist insbesondere bei gleichzeitiger Niereninsuffizienz zu rechnen.

Tetracycline führen durch ihre Abbauprodukte in einzelnen Fällen zu Tubulusschädigungen. Bei renalen Ausscheidungsstörungen ist wegen Kumulation Vorsicht geboten (toxische Leberschäden und Nierenschäden). — (Allergisch-toxische Nierenschädigungen durch Medikamente siehe S. 19).

Ferner können folgende Medikamente zu einem akuten Nierenversagen führen: Veronal, Trypaflavin, Neo-Salvarsan, Kalzium-Versenat; Laxantien (vakuolisierende tubuläre Nephropathie durch Hypokaliämie), Chinin, Phenacetin und PAH durch Hämolyse mit Hämoglobinämie und renaler Ischämie; Goldpräparate, Irgapyrin, Butazolidin; Quecksilber-Diuretika bei vorgeschädigter Niere; TEM, Wismut; nierengängige Kontrastmittel zur i.v.-

Pyelographie und renalen Angiographie; Chlorothiacid, Bacitracin; Gallenkontrastmittel (i.v. und oral) bei vorbestehender Leber- und Nierenerkrankung (Orabilex, Telepaque).

Noch sehr umstritten ist die sogenannte „osmotische Nephrose", „Zuckerspeicher-" oder „Dextranniere". Die nach parenteraler Gabe von hypertonischen Lösungen (Rohrzucker, Glukose, Lävulose, Sorbit, Harnstoff, Na-Sulfat) beobachteten schweren tubulären Veränderungen gelten als mögliche Ursache von Nierenfunktionsstörungen bis zum akuten Nierenversagen (*Lanz* und *Zollinger* 1955; *Zollinger* 1951). Hier können sich eventuell Schadensersatzforderungen ergeben. Nach experimentellen Untersuchungen von *Sarre* und *Knorr* (1963) ist die „Osmotische Nephrose" aber eine Nierenveränderung, die keine Niereninsuffizienz per se zur Folge hat und auch nicht zu einem „Nierenglaukom" (*Zollinger* 1951) führt. Bei den vereinzelt beschriebenen Fällen von akutem Nierenversagen nach Gabe von hypertonischen Lösungen wird man wohl in erster Linie die Störungen und Komplikationen von seiten der Grundkrankheit zu berücksichtigen haben, welche zu der angeschuldigten Therapie führten (*Sarre* 1967); auf Schädigungsfolge wird man demnach kaum erkennen können.

b) Chronische Vergiftungen

Ein nephrotisches Syndrom durch *chronische Quecksilberintoxikation* ist vereinzelt beschrieben worden nach längerer Therapie mit *Quecksilberpräparaten,* etwa bei chronischer Herzinsuffizienz (*Piso* 1956; *Zollinger* 1955) sowie bei Arbeitern in einer Chlorkalkfabrik (*Lund* und *Tillgren* 1953); pathologisch-anatomisch wird dabei das Bild eines nephrotischen Syndroms gefunden. — Nach Goldsalzmedikation kommt es ebenfalls bisweilen zu einem nephrotischen Syndrom unter dem Bild einer genuinen Ne-

phrose, welches aber nach Absetzen der Medikation meist
rasch reversibel ist (*Grégoire* et al. 1956; *Pasteur Vallery-
Radot* et al. 1942).
Ob eine *chronische Bleiintoxikation* zur sogenannten
„Bleischrumpfniere" führen kann, ist noch umstritten.
Immerhin gibt es klinische und experimentelle Hinweise
auf die Entwicklung einer vaskulären Nephropathie mit
Hypertonie und eventueller Schrumpfniere (*Becher* 1944
und 1947; *Cottier* et al. 1953; *Moeschlin* 1964; *Volhard*
1942).
Der Gutachter wird selten mit Zusammenhangsfragen bei
diesen chronischen Vergiftungen konfrontiert. Es ist hier
nach den Gegebenheiten des Einzelfalles zu entscheiden.

c) Die chronisch interstitielle Nephritis

Seit ihrer erstmaligen Beschreibung im Jahre 1953 durch
Spühler und *Zollinger* ist die *chronisch-interstitielle Nephritis* heute allgemein als fest umrissenes, pathogenetisch wohl eindeutig geklärtes Krankheitsbild anerkannt.
Es handelt sich um die sogenannte *Phenacetinniere*, eine
abakterielle chronische interstitielle Nierenentzündung,
die auch histologisch typische Befunde zeigt und sich damit von der chronischen Pyelonephritis unterscheidet. Sie
entsteht nach chronischem, mitunter jahrzehntelangem
Mißbrauch phenacetinhaltiger Analgetika, wobei weniger
die Chronizität der Einnahme als vielmehr die absolute
Menge des insgesamt konsumierten Phenacetins parallel
zur Schwere der Nierenschädigung und des Krankheitsverlaufs gehen (*Moeschlin* 1957; *Nordenfeld* und *Ringerts*
1961; *Panzram* 1964; Übersicht bei *Sarre* et al. 1958). Die
toxische Grenzdosis bei chronischem mehrjährigen Ab-
usus liegt nach *Schweingruber* bei ungefähr 1 g Phenace-
tin/Tag, das entspricht etwa 4—5 der gebräuchlichen Tabletten pro Tag (siehe Tabelle). Schon nach einem Phen-
acetinverbrauch von $^1/_2$ kg kann es so zu schweren Nieren-

schädigungen mit Übergang in terminale Niereninsuffizienz kommen (*Sarre*).

Tabelle 2. Phenacetingehalt der gebräuchlichsten Schmerzmittel

Dolviran	0,2 g pro Tablette
Gelonida antineuralgica	0,25 g „ „
Melabon	0,2 g „ „
Quadronal	0,1 g „ „
Saridon	0,25 g „ „
Spalttabletten alt *)	0,27 g „ „
Thomapyrin	0,2 g „ „
Vivimed	0,1 g „ „

Bemerkenswert ist, daß längerer Phenacetinabusus neben anderen Allgemeinerscheinungen seinerseits häufig chronische Kopfschmerzen verursacht, so daß sich durch nunmehr weiter gesteigerte Tabletteneinnahme ein verhängnisvoller Circulus vitiosus ausbilden kann. Andererseits ist zu berücksichtigen, daß eine schon bestehende Nephropathie Ursache chronischer Kopfschmerzen sein kann, die dann erst zum Phenacetinabusus führen. Der Verlauf der chronisch-interstitiellen Nephritis ist naturgemäß schleichend; die Krankheit wird wegen der jahrelangen langsamen Entwicklung häufig erst entdeckt, wenn bereits irreversible Schäden gesetzt sind oder die Zeichen der Niereninsuffizienz sich eingestellt haben. Unter den Symptomen der Niereninsuffizienz stechen insbesondere eine schwere Anämie und eine ausgeprägte Azidoseneigung hervor, wie sie bei anderen Formen der Niereninsuffizienz erst in späteren Stadien der Urämie beobachtet werden. Andererseits kann man bei der fortgeschrittenen chronisch-interstitiellen Nephritis (im Gegensatz zur chronischen Glomerulonephritis oder chronischen Pyelone-

---

*) seit 1966 phenacetinfrei

52

phritis im Stadium der kompensierten oder dekompensierten Retention) durch radikales Absetzen der Noxe in vielen Fällen erstaunliche Besserungen der Nierenfunktion erreichen (*Sarre* 1967).

Der Gutachter wird sich mit der Frage einer Phenacetinniere zu befassen haben, wenn die Einnahme von Analgetika wegen Schmerzen erfolgte, die aus einem schädigungsbedingten Leiden resultierten. Unseres Erachtens ist die interstitielle Nephritis hier ohne Zögern als mittelbare Schädigungsfolge anzuerkennen, selbst dann, wenn sich Schmerzempfindungen und Tablettenmißbrauch auf der Basis neurotischer Überbewertung und Verarbeitung quasi selbständig gemacht und von der schädigungsbedingten Grundkrankheit losgelöst haben. Wenn ein weniger differenzierter Mensch nicht die Fähigkeit besitzt, seine schädigungsbedingten Schmerzen psychisch zu verarbeiten und stattdessen zur Tablette greift, deren Wirksamkeit und Unschädlichkeit ihm täglich über sämtliche Publikationsorgane suggeriert wird, so darf diese ihm adäquate Reaktionsweise nicht zu seinem Nachteil ausgelegt werden. Obwohl die Kenntnis der Phenacetinschäden sich inzwischen weit genug verbreitet hat, werden noch immer Tonnen phenacetinhaltiger Analgetika produziert, kritiklos propagiert, verkauft und leider auch rezeptiert. — Nach der Einführung der Rezeptpflicht für phenacetinhaltige Medikamente in Schweden 1961 sank der Verbrauch von 33,4 Millionen (1959) auf 2,25 Millionen Tabletten (1962) jährlich ab; parallel begann die Zahl der tödlichen Nierenschädigungen durch Phenacetin abzufallen (*Hood* und *Bengtsson* 1964).

3. Das akute Nierenversagen

Unter dem Begriff des akuten Nierenversagens (ANV) versteht man ein einheitliches klinisches Syndrom, welches in einem plötzlichen Zusammenbruch der Ausscheidungsfunktion der Nieren mit entsprechenden Folgen für den Gesamtorganismus besteht und stets ein dramatisches Ereignis mit zunächst unsicherer Prognose darstellt. Die akute Nierenparenchymschädigung führt nach der ein- bis zweitägigen „Schädigungsphase" zu plötzlicher Oligoanurie und rasch sich entwickelnder Urämie. In der Regel schließt sich an dieses Stadium der Oligoanurie das u. U. mehrere Wochen anhaltende polyurische Stadium an mit rasch oder langsam wieder zunehmender Harnmenge unter gleichzeitiger Eliminierung der retinierten harnpflichtigen Substanzen; dann folgt das normalurische Rekonvaleszenzstadium.

Aus der Vielfalt der möglichen Ätiologien des ANV seien die wichtigsten herausgegriffen (nach *Sarre* 1967):

Prärenale Ursachen

Schock- und ischämische Zustände jeder Genese wie traumatischer Schock, Operationsschock, Hypovolämie durch großen Blutverlust.

Hämolyse oder Myolyse (myorenales Syndrom nach *Bingold* und *Stich* 1950) durch toxischen Eiweißzerfall bei Weichteilzertrümmerung (eigentliches Crush-Syndrom nach *Bingold* 1934 und 1944), Starkstromunfall, Verbrennung, CO-Vergiftung, Fehltransfusion, Seifenabort, Seifenvergiftung, Schwarzwasserfieber.

Natrium- und Chlorverlust, Dehydratation (Elektrolythaushaltstörung, Wasserverlust, Schock) durch unstillbares Erbrechen, profuse Durchfälle, Verbrennungen, Operationen, Nebennierenrindeninsuffizienz, Coma diabeticum, Diuretika.

Endogene Intoxikationen bei Peritonitis, Ileus, Magen-Darm-Perforation, Schwangerschaftstoxikose, hepatorenalem Syndrom, septischen Allgemeininfektionen.

Renale Ursachen
(siehe auch unter „Toxische Nierenschädigungen" S. 47)

Exogene Intoxikationen (Nephrotoxine, Schock, Hämolyse durch Quecksilber, Wismut, Cadmium, Arsen, Uran, Blei, Phosphor, Chlorate, Chromate, Kaliumoxalat, Borsäure, Methanol (Methylalkohol), Ameisensäure, Tetrachlorkohlenstoff, Chloroform, Glykol, Glykolderivate, Phenole, Anilin, Hydantoin, Hydantoinderivate, Cantharidin, Pilzgifte.
Allergisch-toxische Reaktionen (siehe auch unter Glomerulonephritis S. 19) auf Sulfonamide, Antibiotika, Phenylbutazon, Schwermetallsalze, Röntgenkontrastmittel; AT10, Vitamin D (*Losse* 1963), PAS (*Owen* 1958).
Infektiös-toxische Reaktionen bei septischem Abort (Clostr.-perfringens Welchii), Sepsis.
Primäre Nierenerkrankungen wie akute diffuse Glomerulonephritis, M. Weil, hämorrhagisches Fieber (epidemisches Fieber), Pyelonephritis.

Pathogenetisch streng von diesen primär renalen Nierenfunktionsausfällen zu trennen sind Anurien durch

Postrenale Störungen

Ureterenverlegung (Blase leer) bei beiderseitigem Steinverschluß oder einseitigem Steinverschluß bei Vorliegen einer Rest- oder funktionellen Einzelniere (aber auch ANV bei einseitigem Steinverschluß mit reflektorischer Anurie auch der funktionstüchtigen anderen Niere; eigene Fälle). Ureterenverlegung durch Blutgerinnsel (möglich auch nach Nierenblindpunktion!), retroperitoneale Hämatome oder Lymphome, maligne Tumoren, Metastasen.
Harnverhaltung (Blase voll) bei Blasensteinen oder -fremdkörpern, Prostataaffektionen, Blutgerinnsel bei Papillom, Harnleiterstrikturen, Blasenhalsstarre.

Neurologische Ursachen. Querschnittläsionen durch Trauma, Tumor oder Tumorblutung, multiple Sklerose, Neurolues, Lähmungsstadium einer akuten Poliomyelitis. Reflektorische Anurien (zu unterscheiden von den wesentlich häufigeren Harnverhaltungen!) werden gelegentlich nach diagnostischen Eingriffen beobachtet. Sie bilden sich meist spontan rasch wieder zurück und dürften nur selten das Vollbild des ANV erreichen.

Wir sahen einen Fall von etwa dreitägiger Oligoanurie im Gefolge einer Ureterensondierung (zur Klärung einer Mikrohämaturie vorgenommen), der klinische Befund sprach allerdings für eine gleichzeitige Harnwegsinfektion (iatrogen) bei schon vorgeschädigter Niere (chronische Pyelonephritis im kompensierten Dauerstadium).

Relativ häufig kommt es nach schweren traumatischen Hirnschädigungen zu akuten Störungen der Nierenfunktion bis zum ANV, das bei 15 von 108 Patienten *Scheiberts* (1961) zur tödlichen Urämie führte. Histologisch fanden sich typische Tubulusnekrosen; die Pathogenese ist ungeklärt.

Zusammenhangsfragen: Bei den meisten der erwähnten Ätiologien des ANV wird der ursächliche Zusammenhang eindeutig gegeben sein; andererseits muß aber betont werden, daß 30 % aller ANV ätiologisch ungeklärt bleiben. Schwierigkeiten für den Gutachter ergeben sich vornehmlich bei Intoxikationen und Allergosen, vor allem, wenn berufliche (gewerbliche) Ursachen eines ANV aufzuspüren sind. Zu berücksichtigen ist hier bei der Klärung von Zusammenhangsfragen die individuell sehr unterschiedliche Reaktionsweise auf irgendwelche Noxen, so daß im Einzelfall neben allen äußeren Umständen auch individuell disponierende Faktoren eruiert und beachtet werden müssen, etwa bei Erkrankung nur einer von mehreren der gleichen Noxe exponierten Personen (insbesondere der ungünstige Einfluß von Alkoholgenuß zum Zeitpunkt der Schädigung: *Baader* 1961; *Losse* 1950 und 1968).

Auf die Notwendigkeit der exakten Exploration der früheren Vorgeschichte bei jedem ANV ist zuvor schon hingewiesen worden. Nicht selten trifft das ANV bereits vorgeschädigte Nieren, etwa bei bis dahin unbekannter chronischer Glomerulonephritis; hier kommt dann gegebenenfalls Anerkennung im Sinne der Verschlimmerung der Grundkrankheit in Betracht, wenn das ANV zu bleibender Verschlechterung der Nierenfunktion führen sollte. Die Heilungsaussichten des ANV sind in der Regel gut, sofern es gelingt, die Grundkrankheit zu beherrschen bzw. die ursächliche Noxe auszuschalten und gleichzeitig durch geeignete therapeutische Maßnahmen (gegebenenfalls Dialyseverfahren) die oligoanurische Phase zu überbrücken. Die Nierentubuli besitzen eine erstaunliche Regenerationsfähigkeit, so daß in den meisten Fällen früher oder später eine Restitutio ad integrum zu erwarten ist und kein erwerbsmindernder Dauerschaden erwächst. Die Dauer der Rekonvaleszenz ist dabei individuell verschieden, in der Regel 6—9 Monate. Ist die Reparationsphase aber verzögert (auf 1—2 Jahre und länger), so bedeutet dies keinesfalls eine schlechtere Prognose. Umfangreiche Nachuntersuchungen von Patienten mit überstandenem ANV ergaben, daß die Dauer der Rekonvaleszenz nicht mit der Schwere des akuten klinischen Bildes korreliert, daß mit Clearance-Methoden in vielen Fällen auch noch nach zehn Jahren geringfügige Einschränkungen der Nierenfunktion zu finden sein können (*Price* und *Palmer* 1960) und daß auch echte Defektheilungen vorkommen (geringe Proteinurie, Mikrohämaturien, in Einzelfällen Resthypertonie). Bleiben nach einem ANV Hinweise auf Glomerulonephritis oder Pyelonephritis mit Einschränkung der Nierenfunktion zurück, so muß der Verdacht geäußert werden, daß bereits vorher eine Nephritis bestanden hat; in Zweifelsfällen müßte dies bioptisch geklärt werden, vor allem dann, wenn Zusammenhangsfragen zur Debatte stehen. Vereinzelt sind wohl Fälle mit progredienter Einengung der Nierenfunktion in den Jahren nach überstandenem ANV beschrieben (*Price* und *Palmer* 1960), desgleichen komplizierende chronische Harnwegsinfektionen, über die *Hasselbacher* (1961) bei 8 Patienten mit ANV nach schweren Verbrennungen berichtet. In der Mehrzahl der Fälle ist, sofern vor dem ANV die Nieren gesund waren und nicht durch die das ANV auslösende Noxe selbst eine irreversible Nierenschädigung mit Einschränkung der Nierenfunktion gesetzt wurde (etwa akute Sublimatvergiftung), mit voller Ausheilung und damit sehr guter Prognose zu rechnen. Ein chronisches Nierensiechtum wie bei der chronischen Glomerulonephritis kommt unter diesen Voraussetzungen nicht vor. Die Dauer der *Arbeits- und Erwerbsunfähigkeit* bei akutem Nierenversagen richtet sich einmal nach der Grundkrankheit, zum anderen nach der Dauer der Rekonvaleszenzphase. Drei Monate nach dem akuten Ereignis wird man in der Regel mit Wiederaufnahme der Arbeit rechnen können, wenn nicht zu diesem Zeitpunkt noch eine mehr oder weniger deutliche Einschränkung der Nierenfunktion vorliegt und der Verlauf erkennen läßt, daß die Heilungsphase noch nicht abgeschlossen und weitere Besserung zu erwarten ist. 2—6 Monate nach Klinikentlassung sowie später über 3—5 Jahre in ein- oder zweijährigem Abstand sind Kontrolluntersuchungen mit genauer Überprüfung der Nierenfunktion erforderlich, gegebenenfalls mit Nierenbiopsie, wenn sich Hinweise auf Progredienz einer Funktionsstörung oder auf zusätzliche Komplikationen ergeben sollten.

C. Vaskuläre Nierenkrankheiten

1. Doppelseitige Gefäßerkrankungen der Nieren

a) Arteriosklerose

Die *Arteriosklerose* der großen und mittleren Nierengefäße ist im Gegensatz zur Arteriolosklerose der kleinen und kleinsten Nierengefäße keine Folge einer Hypertonie und führt auch selten ihrerseits zum Bluthochdruck. Die Nierenfunktion ist kaum beeinträchtigt, es sei denn, ein arteriosklerotischer Herd verursache eine Durchblutungsstörung, die zu einer *Nierenarterienstenose* führt. Desgleichen kann es so zum *Niereninfarkt* mit Hypertonie kommen (siehe unten). Gewöhnlich wird die Erwerbsfähigkeit von seiten der Nieren nicht beeinträchtigt.

b) Arteriolosklerose und -nekrose

Bei jeder Form der Hypertonie (essentiell, primär-renal, endokrin usw.) kommt es früher oder später zur Arteriolosklerose der Nieren, wenn der Bluthochdruck nur lange und stark genug bestanden hat. Die Arteriolonekrose ist ebenfalls Hypertoniefolge und tritt gehäuft dann auf, wenn es rasch zu schwerem Blutdruckanstieg kommt (Phäochromozytom, Morbus Cushing, Schwangerschaftstoxikose, chronische Pyelonephritis). — Im Gegensatz zur primär-renalen Hypertonie kommt es bei der essentiellen und den anderen nicht-renalen Hypertonien mit Arteriolosklerose der Nieren nicht oder erst spät zur Niereninsuffizienz, so daß in den meisten Fällen der Verlauf des Leidens nicht durch die Nieren, sondern durch Beeinträchtigung anderer Organe bestimmt wird. Eine Statistik über 2500 Hypertoniker von *Clawson* (1941) zeigt, daß 74 % an Herzkomplikationen starben, 14 % an zerebralen Insulten und nur 7 % an Niereninsuffizienz. *Goldring* und *Chasis* (1944) fanden bei ihren Hypertonikern Urämie in 8 % der Fälle.

Beim Übergang von der *benignen* zur *malignen* Form der Hypertonie gibt es keine scharfen Grenzen. Keinesfalls ist die Grenze nach dem Grad der Nierenbeteiligung zu ziehen. Wir sprechen vom noch benignen Hochdruck, wenn der diastolische Blutdruck nicht über 100—110 mm Hg liegt, gleichzeitig der Augenhintergrundbefund dem Stadium *Thiel I, Thiel II, Thiel III* entspricht *(Sarre* 1967). Bei der malignen Form liegt der diastolische Blutdruck über 110—130 mm Hg und darüber, während der Augenhintergrund das Stadium III oder IV nach *Thiel* zeigt. Nach unseren Erfahrungen glauben wir nicht, daß die maligne Hochdruckform wesentlich mehr zur Niereninsuffizienz disponiert als die benigne. Nach *Castleman* und *Smithwick* (1943 und 1948) bestehen lineare Beziehungen zwischen dem Grad der histologisch nachgewiesenen Nierengefäßveränderungen und der durch Clearance bestimmten Nierendurchblutung. Wenn in späteren Stadien die Leistungsbreite der Nierenfunktion eingeengt wird (pathologische Funktionsproben), bleibt eigenartigerweise auch die schwer durchblutungsgestörte Niere erstaunlich lange den Anforderungen des täglichen Lebens gewachsen. Ein langes Nierensiechtum wie bei der chronischen Glomerulonephritis sieht man beim Hypertoniker nur selten; offenbar wird bei ihm eine für die Funktion ausreichende Nierendurchblutung noch lange Zeit aufrechterhalten, und erst beim Unterschreiten eines bestimmten Minimums tritt dann rasch der totale Zusammenbruch der Nierenfunktion ein *(Sarre* 1967). Bei konsequenter Behandlung mit den modernen Antihypertensiva ist heute die Prognose wesentlich günstiger zu stellen. Die Erwerbsfähigkeit eines Hypertonikers wird nur selten durch renale Komplikationen beeinträchtigt sein. Erreicht die Nierenbeteiligung beim Hypertoniker ein

Ausmaß, das eine MdE bedingen würde, so ist eine Erwerbsfähigkeit aufgrund anderer Komplikationen in den meisten Fällen ohnehin nicht mehr gegeben (Herzinsuffizienz usw.). — Ist eine Hypertonie gut eingestellt, eine Herzinsuffizienz nicht vorhanden und die Nierenfunktion nicht wesentlich eingeschränkt, so gelten in Fragen der Erwerbsfähigkeit und der Arbeitsbedingungen die bei der chronischen Glomerulonephritis (s. S. 23 ff.) bzw. im Abschnitt „Hypertonie" diskutierten Kriterien. — Zusammenhangsfragen stehen manchmal zur Debatte, wenn es sich bei der Hypertonie um eine entschädigungspflichtige Erkrankung handelt, was selten der Fall sein dürfte (weitere Einzelheiten siehe S. 133 ff.).

c) Diabetische Glomerulosklerose

Die erstmals von *Kimmelstiel* und *Wilson* (1936) beschriebene Krankheit besteht aus dem klinischen Syndrom Diabetes mellitus, Hypertonie, große Proteinurie (mit Ödemen und Ausbildung eines nephrotischen Syndroms); meist kommen Niereninsuffizienz und schwere Sehstörungen (Retinopathia diabetica mit den typischen Kapillaraneurysmen der Netzhaut) hinzu. Die Ausbildung des klinischen Syndroms korreliert nicht streng mit den histologischen Nierenveränderungen. Man kann u. U. die klinischen Zeichen ohne morphologische Veränderungen einer Glomerulosklerose finden, andererseits aber auch typische histologische Befunde ohne das klinische Syndrom (*Rogers* und *Robins* 1952). Die Häufigkeit der Krankheit wird recht unterschiedlich angegeben (10—60 %), meist zwischen 15—20 % der Diabetiker (*Fanconi* 1950; *Wilson* et al. 1951). Das Auftreten des Kimmelstiel-Wilson-Syndroms bedeutet für den Diabetiker stets eine schwere Trübung seiner Prognose. Der Tod an Herzversagen, Urämie oder Apoplexie tritt häufig nach 2—5 Jahren ein. Es gibt aber auch protrahierte Verläufe bis zu

12 Jahren (*Reubi* 1960). Beim jugendlichen Diabetiker wird die Niereninsuffizienz häufiger beobachtet; von 57 Patienten unter 50 Jahren kamen 63 %, von 308 Diabetikern mit Kimmelstiel-Wilson-Syndrom über 50 Jahren 26 % in die Niereninsuffizienz (*Bell* 1950). Bemerkenswerterweise nimmt mit fortschreitender Glomerulosklerose zunächst die Glykosurie trotz hoher Blutzuckerwerte ab, bei zunehmender Niereninsuffizienz kommt es u. U. sogar zu einer echten Besserung der diabetischen Stoffwechsellage mit Blutzuckerabfall bei gleichzeitig vermindertem Insulinbedarf. Trotzdem ist in diesem Stadium eine Erwerbstätigkeit in nur noch sehr geringem Rahmen möglich, da meist auch andere nicht-renale Komplikationen des Diabetes sich inzwischen ausgebildet haben (Arteriosklerose, Sehstörungen, Polyneuropathie).

Zusammenhangsfragen werden höchstens dann zu diskutieren sein, wenn sich entschädigungspflichtige Krankheiten auf eine bestehende Glomerulosklerose verschlimmernd auswirken könnten (etwa eine unfallbedingte aszendierende Pyelonephritis).

d) Entzündliche Gefäßerkrankungen der Nieren

Bei der *Periarteriitis nodosa* handelt es sich um ein ätiologisch noch nicht ganz geklärtes Krankheitsbild, welches sich — je nach Bevorzugung eines bestimmten Gefäßgebietes — unter recht verschiedenen klinischen Bildern manifestiert. Die Nierengefäße sind sehr häufig befallen. Die dann auftretende atypische Nephritis bestimmt oft das Schicksal des Kranken. Man unterscheidet zwei Typen der Nierenschädigung: Glomerulonekrosen ohne Blutdrucksteigerung, aber mit schwerer Niereninsuffizienz, beim zweiten Typ vorwiegender Befall der mittleren und kleinen Nierengefäße, wobei eine (maligne) Hypertonie im Vordergrund steht, eine Niereninsuffizienz sich später aber ebenfalls rasch entwickelt. Bei Überstehen einer akuten Periarteriitis nodosa der Nieren bleibt eine Hypertonie mit mehr oder weniger starker Einschränkung der Nierenfunktion zurück, das klinische Bild ähnelt dem einer chronischen Glomerulonephritis.

Für den Gutachter können sich bei der Periarteriitis nodosa der Nieren *Zusammenhangsfragen* dann ergeben, wenn sich eine akute Periarteriitis nodosa an einen akuten oder chronischen Infekt anschließt und der zeitliche Zusammenhang eindeutig ist. Im Einzelfall kann der Nachweis zwar erhebliche Schwierigkeiten bereiten, da — wie eingangs gesagt — die Ätiologie der Periarteriitis nodosa noch umstritten ist. Immerhin scheint sich in den letzten Jahren die Ansicht von *Gruber* (1926) durchzusetzen, daß es sich um einen allergischen Entstehungsmechanismus handelt, wie experimentell und durch klinische Beobachtungen erhärtet wurde (*Klinger* 1931; *Rich* und *Gregory* 1943; *Sarre* und *Rother* 1954). Ob nach Infekten nur allergische oder auch infektiös-toxische Momente ätiologisch eine Rolle spielen, wird im Einzelfall der Periarteriitis nodosa nicht zu entscheiden sein. Als Allergene werden neben Serum, Globulinen, Bakterien und deren Vakzinen auch Medikamente wie Sulfonamide, Penicillin, Sulfonyl-Harnstoff und Thiourazil diskutiert. Die Erwerbsfähigkeit nach Überleben einer akuten Periarteriitis nodosa richtet sich nach den verbliebenen Folgen, also in erster Linie nach dem Grad der Hypertonie und der Einschränkung der Nierenfunktion; mit verschlimmernden Rezidiven ist vermehrt zu rechnen; sonst entspricht die klinische Beurteilung der bei chronischer Glomerulonephritis. Kurz erwähnt sei die mit der Periarteriitis nodosa nahe verwandte *Wegenersche* Granulomatose (1936), welche (auch ohne Nierenbeteiligung) wohl immer bleibende Erwerbsunfähigkeit bedingt; bei Mitbefall der Nieren (selten) beträgt im allgemeinen die Lebenserwartung 6—8 Monate (*Chatillon* et al. 1956).

Andere entzündliche Gefäßerkrankungen der Nieren sind ätiologisch ungeklärt bzw. nicht sicher in Zusammenhang zu bringen mit eventuell entschädigungspflichtigen Vorkrankheiten; vereinzelte Mitteilungen über mögliche Allergisierung durch Arzneimittel sind bisher nicht sicher belegt (etwa Conteben bei Purpura Schoenlein-Henoch, *Herhaus* 1955; Penicillin- und Sulfonamid-Überempfindlichkeit beim Moschcowitz-Syndrom). Es sind dies folgende Krankheiten: Lupus erythematodes visceralis sive disseminatus; Sklerodermie; Purpura allergica (Schoenlein-Henoch; *Spiess* 1955), Goodpasture-Syndrom; Purpura thrombocytopenica (*Moschcowitz-Syndrom;* 1925). — Die MdE wird meist primär durch die Grundkrankheit bestimmt; bei Nierenbeteiligung ist die Prognose fast durchweg infaust.

2. Einseitige Gefäßerkrankungen der Nieren

Hier sollte die Diagnostik mit besonderer Akribie durchgeführt werden, da rechtzeitige operative Sanierung oft (25 % nach *Williams*) eine echte Heilung, somit volle Rehabilitation möglich macht.

a) *Vas aberrans* sowie *unteres Polgefäß*. — Nur die kaudal vom Nierenhilus verlaufenden akzessorischen Nierengefäße können durch Abknickung des sie kreuzenden Ureters eine Harnabflußbehinderung verursachen, die dann häufig zu Hydronephrose und sekundärer Pyelonephritis führt, vor allem dann, wenn gleichzeitig eine Nephroptose besteht. Operative Therapie ist unbedingt anzustreben, bevor sich durch Druckatrophie des Nierenparenchyms eine hydronephrotische Schrumpfniere, meist dann mit Hypertonie, ausbilden kann (*Edsman* 1952). Die Anomalie ist anlagebedingt, die Erwerbsfähigkeit wird von einer eventuell bestehenden Hypertonie abhängen. Schadensersatzansprüche an den Chirurgen können dann erhoben werden, wenn aus einer palliativ durchgeführten Polgefäßdurchtrennung ohne Polresektion ein ischämischer Teilinfarkt der Niere und daraus ein Bluthochdruck entsteht; sicherheitshalber ist stets die Polresektion anzustreben (*Boeminghaus* und *Götzen* 1952).

b) *Aneurysmen* der A. renalis sind selten; sie können zur Hypertonie führen, gelegentlich zur Ruptur, bisweilen mit Einbruch in das Nierenbeckenkelchsystem und Makrohämaturie. Die Erwerbsfähigkeit wird ebenfalls durch den eventuellen Bluthochdruck bestimmt, selten durch abdominelle Schmerzen. Traumatische Genese ist bisher nicht bekannt.

c) Die *Nierenarterienstenose* wird meist im Rahmen einer Hypertoniediagnostik entdeckt und beruht auf verschiedenen Arten des Gefäßverschlusses, meist auf sklerotischer oder thrombotischer Grundlage. Die Suche nach einer eventuell entschädigungspflichtigen Vorkrankheit wird sich kaum je ergeben; der Grad der Hypertonie bestimmt gegebenenfalls die MdE. Operativ kommen Nephrektomie oder Gefäßplastik in Frage, je nach Funktionszustand der Niere (*Brosig* et al. 1961; *Duscan* und *Page* 1960; *Morris* et al. 1963).

d) Die Ausdehnung eines *Niereninfarktes* hängt von der Lokalisation des Gefäßverschlusses ab; bei größeren Infarkten wird fast stets eine Hypertonie auftreten, die aber meist nach einigen Wochen wieder verschwindet. — Indikation zur Nephrektomie ergibt sich bei Persistenz einer Hypertonie nach Niereninfarkt (*Boeminghaus* und *Götzen* 1952; *Boyd* und *Lewis* 1938).

Mittelbare Schädigungsfolge wäre eventuell zu erwägen bei Niereninfarkt während längeren Krankenlagers aufgrund einer entschädigungspflichtigen Krankheit, wenn dabei erhöhtes Risiko für thromboembolische Komplikationen gegeben ist. Iatrogene Entstehung eines Niereninfarktes mit eventuell daraus resultierenden Entschädigungsansprüchen ist möglich durch Verletzung eines mitt-

leren oder größeren Nierenarterienastes (Endarterien!)
bei Nieren-Blind-Biopsie (siehe später).

e) Ähnlich ist es bei der sehr seltenen *Nierenvenenthrombose,* die als aufsteigende Thrombose von den Beckenvenen her über die Vena cava inferior sich entwickelt und bei Teilverlegung der Nierenvene zu Nierenstauung und zur Ausbildung eines nephrotischen Syndroms führen kann, bei vollkommenem Verschluß zum totalen Niereninfarkt. Die akute Form findet man nach Herzinfarkt oder Kollaps, seltener nach Salyrgan- und anderen Diuretikakuren (*Alslev* et al. 1966; *Milliez* et al. 1957). Die chronische Form tritt bei schwerer Amyloidose, Hyperparathyreoidismus, Myelomatosis auf (*Stampfl* 1963).

D. Verschiedene Nierenerkrankungen

1. Urolithiasis

Die Begutachtung des Nierensteinträgers ist in der Regel dem Urologen vorbehalten. Es soll deshalb nur auf Probleme der Urolithiasis eingegangen werden, die für den Internisten von Bedeutung sind.

a) Primäre (aseptische) Harnsteinbildung

Nach *Schultheis* (1968) kann in besonders gelagerten Einzelfällen eine primäre Harnsteinbildung als Schädigungsfolge in Betracht kommen. Als wahrscheinliche Teilursachen sind hierbei anzusehen: Dursten; erzwungener Wechsel von grundsätzlich verschiedenen Kostformen; Erkrankungen, die mit nachgewiesener Skelettentkalkung in Verbindung mit Kostwechsel einhergehen; erzwungene Körperruhe; lithogene Medikamente (bestimmte Sulfonamide). — Diese metatraumatischen Teilfaktoren gelten aber nur für die Zeitspanne, in der sie wirksam sind.

Primärer und sekundärer *Hyperparathyreoidismus* sind häufig Ursachen einer primären aseptischen Harnsteinbildung, welche den Verlauf der Krankheit wesentlich beeinflussen kann. Es ist deshalb bei jeder Urolithiasis nach Hinweisen auf einen Hyperparathyreoidismus zu fahnden. Der *primäre Hyperparathyreoidismus* beruht auf solitären oder multiplen Adenomen (selten auf einem Ca) der Nebenschilddrüsen mit Überfunktion und ist ein schicksalbedingtes Leiden. Die Erwerbsfähigkeit wird nur dann von seiten der Nieren wesentlich beeinflußt sein, wenn chronische Harnsteinbildung und/oder Nephrokalzinose zur Beeinträchtigung der Nierenfunktion geführt haben und eine chronische Niereninsuffizienz verursachen. Nach operativer Entfernung der hyperplasierten Epithelkörperchen können sich aber (nach Monaten bis Jahren) selbst schwerere Nierenveränderungen wieder völlig zurückbilden (*Heintz* 1956; *Horn* 1965). Andererseits kann eine ausgeprägte Urolithiasis beim Hyperparathyreoidismus zu Hydronephrose und hydronephrotischer Schrumpfniere (mit Hypertonie) führen, einer Folgekrankheit, die auch nach Heilung des Grundleidens irreversibel bleibt. Im allgemeinen wird der Grad der MdE von den Auswirkungen der Grundkrankheit auf den Gesamtorganismus bestimmt sein; bei voll ausgeprägtem Krankheitsbild besteht Berufs- und/oder Erwerbsunfähigkeit. Nur selten wird durch eine Operation ausreichende Leistungsfähigkeit wiederhergestellt (*Bornemann* 1964).

Zum *sekundären Hyperparathyreoidismus* kann es im Gefolge von Krankheiten kommen, die mit einer Hypokalzämie einhergehen (Osteomalazie, M. *Paget*, Rachitis, Myelom; Steatorrhoe mit Ca-Resorptionsstörungen; Gravidität und längere Laktation). Hier interessiert die *renale* Form des sekundären Hyperparathyreoidismus, welche

besonders häufig als Folge einer chronischen Glomerulonephritis auftritt, wobei Azidose, Hyperphosphatämie
und Hypokalzämie die Nebenschilddrüsen zu Hyperplasie
und Überfunktion anregen (*Bergstrand* 1920; *Eger* 1953).
Der Verlauf einer chronischen Glomerulonephritis kann —
wenn bisher eine zur Erhaltung der Erwerbsfähigkeit ausreichende Nierenfunktion bestand — durch einen sekundären Hyperparathyreoidismus ungünstig beeinflußt werden, insbesondere dann, wenn eine Urolithiasis hinzu-
kommt, die gegebenenfalls ihrerseits die Nierenfunktion
weiter beeinträchtigt. Ist die Grundkrankheit (chronische
Glomerulonephritis) als Schädigungsfolge anerkannt, so
sind sowohl der sekundäre Hyperparathyreoidismus als
auch eine aus diesem resultierende Urolithiasis Schädigungsfolgen. Bei chronischer Glomerulonephritis im
kompensierten Dauerstadium oder im Stadium der kompensierten Retention kann ein hinzukommender sekundärer Hyperparathyreoidismus Erwerbsunfähigkeit verursachen, wenn der Kranke zuvor voll oder beschränkt
arbeitsfähig war.

b) Sekundäre Harnsteinbildung

Wie schon auf Seite 42 dargelegt, kommt es im Gefolge
von chronischen Pyelonephritiden bisweilen zur sekundären Harnsteinbildung (nach *Braasch*, 1938, in 5—6 %
der Fälle). Die Bereitschaft zur Bildung solcher „Entzün-
dungssteine" beruht auf einer durch die Entzündungsvor-
gänge bzw. durch die Anwesenheit von Bakterien verur-
sachten Änderung des Harnmilieus und des kolloidalen
Gleichgewichts im Urin. Durch krankhafte Ausfällung
und Inkrustation der verschiedenartigsten Harnbestand-
teile kommt also diese erworbene Harnsteinbildung zu-
stande, ohne daß eine vorbestehende Bereitschaft des
Organismus (Harnsteindiathese) erforderlich ist. Entwickelt sich demnach im Gefolge einer schädigungsbe-

dingten Pyelonephritis ein Harnsteinleiden, so ist dieses dann ebenfalls als Schädigungsfolge anzusehen.

Ein ruhender Harnstein bedingt keine MdE, so lange er durch seine Lage keine Harnabflußbehinderung verursacht. Vom Beginn einer Kolik an bis zur eventuellen Austreibung eines Harnsteins besteht Arbeitsunfähigkeit. Ureterenverlegung fordert urologisches Eingreifen, bevor sich Fernwirkungen auf die Niere ergeben können (Harnrückstau mit Hydronephrose und ihren möglichen Folgen; Pyelonephritis). Unbedingt ist differentialdiagnostisch zu klären, um welche Art der Steinbildung es sich handelt und welche konservativen oder notfalls operativen Maßnahmen zur Steinbeseitigung oder — Prophylaxe bzw. zum Schutz der Nieren eingesetzt werden müssen. Schadenersatzansprüche an den behandelnden Arzt können sich ergeben, wenn er den Verlauf einer Urolithiasis nicht mit der erforderlichen Sorgfalt verfolgt, so daß sich wegen Unterlassung geeigneter diagnostischer Maßnahmen auch keine adäquate Therapie ergibt und eine bleibende Nierenschädigung die Folge ist.
Zusammenhangsfragen: Steinbildung als Unfallfolge ist möglich aufgrund derselben Ursachen, wie sie für die unfallbedingte Entstehung einer Pyelonephritis dargelegt wurden (S. 43). Einflüsse von Wehrdienst und Gefangenschaft sowie Verfolgungsmaßnahmen kommen nur in Einzelfällen, dann höchstens für die Zeitspanne des Einwirkens begünstigender Faktoren im Sinne der Ursächlichkeit in Betracht, wie unter a) dieses Kapitels ausgeführt. Eine nach Beseitigung der Noxe fortbestehende Harnsteindiathese spricht bei Ausschluß einer zur sekundären Steinbildung disponierenden Pyelonephritis für endogene Disposition und gegen ein erworbenes Leiden. So wird man keinen Anlaß haben, eine erneute Urolithiasis, die sich bereits früher während oder im Gefolge einer schädigungsbedingten Ruhr durch starke Flüssigkeitsverluste manifestiert hatte, viele Jahre nach Hei-

lung der Ruhr als Schädigungsfolge anzuerkennen. — Als WDB im Sinne der richtungsgebenden Verschlimmerung können eine Urolithiasis und/oder ihre Folgen aber durchaus geltend gemacht werden, wenn z. B. wegen nachweislich fehlender Behandlungsmöglichkeiten der Übergang einer akuten in eine chronische Pyelonephritis begünstig wurde und sich daraus eine Urolithiasis entwickelte, die ihrerseits die chronische Pyelonephritis unterhält und zu erneuter Steinbildung führt, oder wenn bei Ureterenverlegung durch einen (auch anlagebedingten) Stein fehlende oder verzögerte Behandlung zur sekundären Nierenschädigung — eventuell mit Bluthochdruck — geführt hat. — Körperliche Strapazen, ungünstige Klimata, schlechte Ernährung kommen — zumindest nach Beseitigung dieser Zustände — als Ursache einer Harnsteinbildung nicht in Betracht (*Arnholdt* 1957).
Die folgende Übersicht (Tabelle 3, nach *Sarre* 1967) faßt die möglichen Ätiologien der Harnsteinbildung zusammen:

2. Nierentuberkulose

Es handelt sich um eine hämatogen-lymphogen metastatische Sekundärerkrankung (Organ-Tbc) bei bekanntem oder unbekanntem Primärherd. In etwa 50 % geht eine klinisch faßbare bzw. erfaßte andere Organ-Tbc voraus (Pleuritis, Peritoneal-Tbc, Genital-Tbc, Wirbelprozesse u. a.). In den übrigen Fällen ist die Anamnese leer. Ebenfalls in der Hälfte der Fälle findet man gleichzeitig eine Skelett-Tbc, oft eine Wirbelkaries in der Nähe der Nieren (*May* und *Strauss* 1957). Nach *Strauss* (1965) unterscheidet man drei Verlaufsgruppen der Nieren-Tbc: 1. herdförmig mit Möglichkeit der Organerhaltung durch konservative Therapie; keine Beeinträchtigung der Nieren-

Tabelle 3. Steinbildung durch Stoffwechsel- und andere
Erkrankungen

1. Uratsteine	Gicht, Hyperurikämie, Hyperurikurie, erhöhter Zellstoffwechsel (Leukämien, Zytostatikabehandlung)
2. Kalzium-Oxalat- und Phosphatsteine	primärer Hyperparathyreoidismus idiopathische Hyperkalzurie Hyperkalzämie mit Hyperkalzurie Oxalose, Glyzinurie Osteoporose Osteoklastische Metastasen Morbus Cushing Morbus Paget Boeck-Sarkoid Plasmozytom sekundärer Hyperparathyreoidismus Überdosierung von AT 10 oder Vitamin D Milchtrinker- (Burnett-) Syndrom
3. Zystinsteine	Zystinurie, Zystinose
4. Xanthinsteine	Xanthinurie

funktion, 2. disseminiert mit Untergang des Organs trotz konservativer Behandlung, zuweilen Niereninsuffizienz, Bluthochdruck, 3. Kombination von Nieren-Tbc mit unspezifischer Nephropathie wie diffuse Glomerulonephritis, Pyelonephritis, zuweilen mit Hypertonie, großer Proteinurie und Einschränkung der Nierenfunktion.

Erst nach 3—4-jähriger Latenz (in Einzelfällen nach zehn Jahren) wird die käsig-kavernöse Form der Nieren-Tbc in der Regel klinisch manifest. Die ersten Beschwerden führen den Patienten meist zunächst zum Urologen. Die Chemotherapie hat die Prognose der Nieren-Tbc entscheidend gebessert. Die Fünfjahresletalität liegt heute

71

bei 3—4%, vor Einführung der Tuberkulostatika betrug sie 50—80%. Die Indikation zu chirurgischem Vorgehen kann heute wesentlich strenger gestellt werden. Zur chemotherapeutischen Ausheilung einer Nieren-Tbc sind $1\frac{1}{2}$—2 Jahre erforderlich.

Bei der Beurteilung der MdE bei Nierentuberkulose wird man sich zunächst hauptsächlich danach richten, ob die Erkrankung „offen" oder „geschlossen" ist (*Mering* 1964). Bei einseitiger und doppelseitiger offener Nieren-Tbc besteht Behandlungsbedürftigkeit und Erwerbsunfähigkeit. Bei doppelseitiger geschlossener Nieren-Tbc ist der Patient erwerbsunfähig solange Behandlungsnotwendigkeit vorliegt. Die Beurteilung der Erwerbsfähigkeit nach Abschluß der Behandlung hat dem Grad der verbliebenen Nierenfunktionsstörung Rechnung zu tragen. Kommt es zur chronischen Niereninsuffizienz, so gelten die für das entsprechende Stadium der chronischen Glomerulonephritis aufgestellten Richtlinien (S. 20).

Zusammenhangsfragen. Ist eine tuberkulöse Vorerkrankung oder die Reaktivierung einer alten Tbc Schädigungsfolge im Sinne der Entstehung oder richtunggebenden Verschlimmerung, muß auch eine später auftretende Nieren-Tbc als Schädigungsfolge anerkannt werden. Bestand eine Nieren-Tbc schon vor entschädigungspflichtigen Ereignissen (Gefangenschaft, Verfolgung), so müssen gegebenenfalls eine schlechte oder fehlende Behandlungsmöglichkeit oder ungünstige Lebensbedingungen während dieser Einflüsse als richtunggebende Verschlimmerung anerkannt werden.

Da die Latenzzeit bis zur klinischen Manifestation einer Nieren-Tbc bis zu zehn Jahren betragen kann, wird es bei leerer Anamnese oft unmöglich sein, einen Zusammenhang mit voraufgegangenen Schädigungsfolgen nachzuweisen oder auszuschließen, was insbesondere bei in Heilberufen tätigen Personen große Schwierigkeiten bereiten kann.

3. Mißbildungen der Nieren und der ableitenden Harnwege

a) Zystennieren

Diese polyzystische Fehlbildung betrifft in der überwiegenden Mehrzahl der Fälle beide Nieren (87—96 % nach *Rall* und *Odel* 1949) und wird regelmäßig autosomal dominant vererbt. Die genaue Pathogenese, insbesondere der Zeitpunkt des Hemmungseintritts, ist bisher nicht geklärt. Nach einem symptomlosen Latenzstadium stellen sich durchschnittlich im Alter von etwa 40 (in Grenzfällen 8—77; *Dalgaard* 1957) Jahren die ersten Symptome der Krankheit ein. Im weiteren Verlauf können verschiedenartige Komplikationen hinzukommen wie Nephrolithiasis (in 14 % bei *Rall* und *Odel* 1949), Pyelonephritis und Pyonephrose (in 14% nach *Dalgaard* 1957; Pyurien in 46% nach *Dalgaard* 1957), Hämaturien, die bisweilen Koliken verursachen. Die Krankheit mündet schließlich in die chronische Niereninsuffizienz, wobei das Stadium der kompensierenden Retention oft erstaunlich lange dauert und bisweilen jahrelang ohne wesentliche Progredienz erhalten bleiben kann, bis es dann zur terminalen Urämie kommt. In den meisten Fällen (57—75% nach *Alslev* 1958; *Braasch* und *Schacht* 1933; *Rall* und *Odel* 1949) besteht eine Hypertonie. Sie stellt sich gewöhnlich erst in Spätstadien ein, meist parallel zur Entwicklung der chronischen Niereninsuffizienz. Der Tod an zerebralen Insulten ist relativ häufig, wobei ursächlich nicht nur die Hypertonie, sondern die bei Zystennieren gehäuft (in 16,1 % der Fälle nach *Brown* 1951) vorkommenden zerebralen Aneurysmen eine Rolle spielen.

Erwerbsfähigkeit: Zystennieren im klinischen Latenzstadium bedingen keine MdE, die Patienten sind — unter Vermeidung körperlicher Anstrengungen (s. u.) — voll erwerbsfähig. Haben sich klinische Symptome manifestiert, so hängt die Einschränkung der Erwerbsfähigkeit

ab vom Grad der Niereninsuffizienz, der Hypertonie, einer
eventuellen Begleitpyelonephritis und nicht zuletzt von
der Größe der Nieren. Diese nehmen bisweilen extreme
Maße an, führen durch ihr Gewicht und durch Verdrängungserscheinungen im Bauchraum zu Leib-, Lenden- und
Kreuzschmerzen und können selbst bei guter Funktion
und Fehlen anderer Komplikationen schon dadurch Be-
rufsunfähigkeit, seltener Erwerbsunfähigkeit bedingen,
da einerseits körperliche Arbeiten, andererseits aber
auch leichte Tätigkeiten im Sitzen oder Stehen nicht
mehr möglich sind. Körperliche Anstrengungen sind
auch bei erhaltener Erwerbsfähigkeit zu meiden; sie
können zur Ruptur von Zysten führen und damit eine
plötzliche Verschlechterung des Leidens, gegebenenfalls
den raschen Übergang in die terminale Urämie verursachen (*Brod* 1962).

Im Stadium der Niereninsuffizienz unterscheidet sich der
Verlauf — abgesehen von der langsameren Progredienz —
nicht wesentlich von dem bei Niereninsuffizienz anderer
Genese; es wird auf das entsprechende Kapitel verwiesen (S. 95). Die mittlere Lebenserwartung liegt bei etwa
50 Jahren (*Alslev* 1958; *Rall* und *Odel* 1949).

Zusammenhangsfragen werden besonders dann zu er-
örtern sein, wenn eine entschädigungspflichtige Erkrankung (Infektion, Unfall, Operation) den Verlauf des
Leidens in irgendeiner Weise verschlimmert. So kann
es beispielsweise durch eine sekundäre aufgepfropfte
Pyelonephritis nach Unfalltrauma zu einem rascheren
Übergang in die terminale Urämie kommen, wobei
allerdings eine gerechte Beurteilung wegen der unsicheren Lebensprognose des Grundleidens in manchen Fällen sehr schwierig ist.

b) Nierenzysten

Nierenzysten sind streng von den eben beschriebenen
Zystennieren zu trennen. Sie werden relativ häufig be-

obachtet und treten in verschiedenen Variationen auf (solitär, sekundär multipel, multilokulär; Markkegel- und parapelvine Zysten). Meist handelt es sich um symptomlose Zufallsbefunde; klinisch relevant werden nur eventuelle Komplikationen wie Druckwirkung auf Nierenbecken und Harnleiter mit Harnstau und sekundärer Pyelonephritis oder Hydronephrose. Bisweilen erreichen (solitäre) Zysten Kindskopfgröße und verursachen dann Verdrängungserscheinungen und andere Auswirkungen auf ihre Nachbarschaft, so daß sie operativ entfernt werden müssen. — *Erwerbsmindernd* werden sich Nierenzysten nur in den eben genannten Ausnahmefällen auswirken, die MdE wird dann durch die eventuellen Komplikationen bzw. Folgekrankheiten bestimmt.

c) Einseitige Nierenagenesie und -aplasie

Bei der Agenesie ist eine Niere nicht, bei der Aplasie nur als völlig funktionsloses kleines undifferenziertes Gebilde angelegt. Die andere Niere ist kompensatorisch meist auf das Doppelte des Normalgewichtes vergrößert und trägt voll die gesamte Nierenfunktion. Die Anomalie wird meist zufällig entdeckt (Agenesie in 2 ⁰/₀₀ der Sektionsfälle, *Zollinger* 1958). Vermehrte Infektanfälligkeit einer Einzelniere scheint nur dann zu bestehen, wenn gleichzeitig andere Mißbildungen der Harnorgane vorliegen (*Zollinger* 1966); insofern hat der Einnierige dann eine geringere Lebenserwartung. Nephrektomie der Einzelniere kann gelegentlich vorkommen, wenn das Fehlen der anderen nicht vorher diagnostiziert wird!

d) Nierenhypoplasie

Sie kann ein- oder doppelseitig sein und ist manchmal schwer von erworbenen Schrumpfnieren zu unterscheiden. Hypoplastische Nieren sind erheblich infektgefährdet, aus den entzündlichen Veränderungen entwickelt sich häufig eine Hypertonie, welche bei einseitiger Hypoplasie durch Nephrektomie oft geheilt werden kann (*Boeminghaus* 1958). Die Funktion einer hypoplastischen Niere wird durch die kompensatorisch vergrößerte andere übernommen, bei beidseitiger Hypoplasie führt die schwere Funktionseinschränkung meist in jugendlichem Alter zum Tod durch Urämie.

e) Überzählige Nieren

Drei oder mehr Nieren kommen extrem selten vor; eine echte überzählige Niere ist getrennt von den anderen angelegt und besitzt eine eigene Gefäßversorgung. Bei der sogenannten Doppelniere dagegen handelt es sich nur um eine unvollständige Verschmelzung der Nierenanlage; beide Nierenanteile werden von *einem* Gefäßsystem versorgt. Die Doppelung des Nierenbeckens und des dazugehörigen Ureters ist wesentlich häufiger. Diese Mißbildungen disponieren ganz besonders zu Harnwegsinfektionen, was gutachtlich öfter einmal zu berücksichtigen sein wird (*Alslev* 1958).

f) Verschmelzungs- und Lageanomalien

Die sogenannte Hufeisenniere kommt beim Mann doppelt so häufig vor wie bei der Frau; mit vermehrter Infektanfälligkeit und Steindiathese ist zu rechnen. Ein- oder doppelseitige Nierenverlagerung (angeborene *Dystopie*) führt bisweilen durch Beeinträchtigung von Nachbarorganen zu Komplikationen (etwa Beckenniere als Geburtshindernis). Die sogenannte Wander- oder Senkniere (*Nephrotose;* ren mobilis) dagegen ist in der Regel konstitutionell bedingt und selten erworben, betrifft Frauen etwa neunmal mehr als Männer und findet sich meist rechts. Unfälle kommen ursächlich nicht in Betracht. Komplizierende Pyelonephritiden und/oder Hydronephrosen bei der — relativ häufigen — Ureterabknickung stellen eine Operationsindikation dar. Allgemein sollte man aber mit der Nephropexie sehr zurückhaltend sein.

g) Gefäßanomalien der Nieren

Vas aberrans sowie unteres Polgefäß wurden bereits auf S. 64 besprochen. —
Eine Hypoplasie der Arteria renalis bedingt meist eine Mangeldurchblutung mit Verkleinerung der Niere und verursacht einen Drosselungshochdruck, welcher durch Resektion der Niere oder durch Gefäßplastik behoben werden kann.

4. Stoffwechsel- und endokrine Nierenkrankheiten

a) Gichtniere

Die Nieren des Gichtkranken sind gefährdet einmal durch interstitielle Nephritis aufgrund der Uratablagerungen in den Nieren (75 % der Fälle von *Talbott* und *Terplan;* 1960), zum anderen vor allem durch infizierte Nephrolithiasis selten Amyloidose. Der Grad der Nierenbeteiligung korreliert durchaus nicht mit der Schwere der Grundkrankheit; häufig sind Patienten jahrelang wegen eines Uratsteinleidens in ärztlicher Behandlung, bevor eine Hyperurikämie entdeckt wird oder aufkommende arthritische Beschwerden auf die Gicht hinweisen. Es sei nochmals (siehe auch S. 69) auf die dringende Notwendigkeit hingewiesen, beim Nierensteinkranken das gesamte Spektrum der diagnostischen Möglichkeiten auszuschöpfen, insbesondere dann, wenn es sich um eine Uratsteindiathese handelt. Die heutigen konservativen Behandlungsmöglichkeiten der Hyperurikämie haben die Prognose des

Gichtkranken, insbesondere aber die Prognose der Gichtniere so entscheidend verbessert, daß diagnostische oder
therapeutische Unterlassungen mit Recht als iatrogener
Behandlungsschaden ausgelegt werden können. Haben
sich erst einmal sekundäre Pyelonephritiden oder eine
Hypertonie komplizierend hinzugesellt oder liegt bereits
eine chronische Niereninsuffizienz vor, so ist die Prognose wesentlich verschlechtert, eine Besserung oder
Heilung fraglich oder nicht mehr möglich. Nach der Aufstellung von *Talbott* und *Terplan* (1960) waren unter 280
obduzierten Fällen von Gichtniere 27 % an Urämie ge-
storben.
Sofern die *Erwerbsfähigkeit* des Gichtkranken bzw. des
Hyperurikämikers nicht von der Grundkrankheit her be-
stimmt ist, wird man bei der Gichtniere alle Grade der
MdE zu beurteilen haben, je nach Ausprägung der Nie-
renbeteiligung, welche von der bedeutungslosen geringen
Proteinurie mit oder ohne leichtem Sedimentbefund bis
zu schwerster Beeinträchtigung durch Lendenschmerzen,
Koliken, Hypertoniebeschwerden und schließlich den
Symptomen der Niereninsuffizienz sich erstrecken kann. —
Schematische Regeln sind dabei nicht aufzustellen, der
Grad der MdE muß unter Berücksichtigung aller Kompo-
nenten des Einzelfalles festgestellt werden.

b) Diabetes insipidus centralis

Diese endokrine Krankheit sei nur am Rande erwähnt, da
es sich nicht um eine Nierenerkrankung handelt, sondern
um einen idiopathischen oder (bei zerebralen Prozessen)
symptomatischen Ausfall des antidiuretischen Hormons
des HHL mit daraus resultierender Polyurie und Polydipsie. Die Nierenfunktion ist dabei voll intakt; allenfalls ist bei erzwungenem Dursten mit Exsikkose, Hämo-
konzentration und schließlich Kollaps zu rechnen, so daß
in besonders gelagerten Fällen die Möglichkeit eines kol-

lapsbedingten sekundären akuten Nierenversagens gegeben sein könnte (ungenügende Flüssigkeitszufuhr bei bewußtlosem Unfallpatienten!).

c) Diabetes insipidus renalis

Bei diesem nephrogenen Diabetes insipidus liegt keine hormonelle Störung vor, sondern eine Nichtansprechbarkeit der Tubuli und Sammelrohre auf das ADH. Man unterscheidet die hereditäre und die erworbene Form; letztere wird beobachtet bei chronischer Pyelonephritis, Hypokaliämie oder Hyperkalzämie, sie liegt regelmäßig auch vor in der polyurischen Phase des ANV. — Handelt es sich bei der Grundkrankheit um ein schädigungsbedingtes Leiden, ist der Diabetes insipidus renalis Schädigungsfolge. Der Diabetes insipidus an sich bedeutet keine Einschränkung der Erwerbsfähigkeit; bei der symptomatischen Form wird das Grundleiden (etwa ein primärer Hyperparathyreoidismus) im Vordergrund stehen.

d) Psychogene Polydipsie

Bei absichtlicher oder neurotisch bedingter Polydipsie kann genügend langes Trinken ein Bild reproduzieren, das klinisch kaum vom echten zentralen oder renalen Diabetes insipidus zu unterscheiden ist. Da hierbei tatsächlich auch ein — u. U. tagelang anhaltendes — Nichtansprechen gegenüber ADH, kombiniert mit einer Harnkonzentrationsschwäche, „erworben" werden kann, ist die Fehldiagnose eines Diabetes insipidus renalis möglich (*Kleemann* und *Maxwell* 1957). Zwei solche uns bekannten Fälle beschäftigten lange Zeit mehrere Krankenhäuser (*Mertz* und *Sarre* 1963). Auch der Gutachter muß also mit der Möglichkeit einer psychogenen Polydipsie rechnen; die übergeordnete psychische Störung ist selbstverständlich zu behandeln, sie kann u. U. Erwerbsunfähigkeit bedingen (Psychotherapie!).

e) Primärer und sekundärer Hyperparathyreoidismus

Primärer und sekundärer *Hyperparathyreoidismus* sind, soweit sie den Nephrologen interessieren, im Kapitel Urolithiasis besprochen (S. 66 ff.).

5. Funktionelle intermittierende Proteinurie

Durch verschiedene äußere Einflüsse wie Orthostase, Hyperlordose, körperliche Anstrengung, Gemütserregung, Palpation der Nieren und Kälte kann bei manchen nierengesunden Menschen vorübergehend eine Proteinurie ausgelöst werden. Dieses Phänomen ist bei demselben Individuum jederzeit reproduzierbar. Meist handelt es sich dabei um Kinder oder Jugendliche. Die klinisch wichtigste dieser sogenannten „funktionellen Proteinurien" ist die orthostatische Proteinurie.

a) Orthostatische Proteinurie

Um die Erforschung dieser Anomalie hat sich besonders die französische Schule verdient gemacht (*Teissier* 1899; *Milliez* et al. 1958, 1959, 1960; *Mery* et al. 1961; *Hartmann* et al. 1959). Zur Diagnose einer orthostatischen Proteinurie ist zu verlangen, daß die Eiweißausscheidung im Liegen die Grenzen der physiologischen Proteinurie nicht überschreitet. Ferner sollen Sedimentbefund, Nierenfunktionsproben, Blutdruck und Augenhintergrund normal sein. Auch soll die Vorgeschichte frei von Nierenerkrankungen sein. Die bei orthostatischer Proteinurie im i. v.-Pyelogramm in 17,5% gefundenen Anomalien der

Nieren oder ableitenden Harnwege können im gleichen
Prozentsatz auch bei Gesunden festgestellt werden (*Hamburger* 1966). Die orthostatische Proteinurie tritt meist um
das 11. Lebensjahr auf, gegen das 16. Lebensjahr nimmt
die Häufigkeit zu, um dann wieder deutlich abzusinken
(*Maxson* 1963). *Wolmann* (1945) untersuchte 22 000 Männer des U.S.-Maritime Service im Alter von 16—50 Jahren. Er fand bei 1,9 % der Fälle eine Proteinurie; in 1,7 %
war diese orthostatisch bedingt, nur in 0,2 % pathologisch.
Manchmal findet man eine familiäre Häufung. Nach den
Untersuchungen von *Hamburger* (1966) lag die Eiweißausscheidung in etwas über der Hälfte der von ihm unter-
suchten Fälle unter 1 g/l Urin, erreichte in einem Fall aber
sogar den extremen Wert von 52 g/l. Bei dem ausgeschie-
denen Eiweiß handelt es sich zum größten Teil um Albu-
min (*Breton* et al. 1958; *Schulze* und *Schwick* 1959), aber
auch geringe Mengen alpha-1- und beta-Globulin sowie
Spuren von alpha-2- und gamma-Globulin können elek-
trophoretisch nachgewiesen werden (*Patte* et al. 1958).
Slator (1961/62) fand mittels Immunelektrophorese-Stu-
dien, daß dieses gamma-Globulin dem des Serums ähnlich
ist. Dies soll nicht zutreffen für das bei Arbeitsproteinurie
und das im normalen Urin ausgeschiedene gamma-Globulin, die beide ein niedriges Molekulargewicht haben.
Über den Mechanismus der orthostatischen Proteinurie
herrscht immer noch Unklarheit. Als Ursache wurde unter
anderem ein erhöhter Druck in der Vena cava inf. durch
Einklemmung derselben zwischen dorsaler Leberfläche
und Wirbelsäule bei aufrechter lordotischer Haltung angenommen (*Bull* 1948). Eine andere Theorie erklärt die
Proteinurie durch die mangels perirenalem Fett bedingte,
im Stehen instabile Lage der Nieren und dadurch hervorgerufene Störung der Blutzirkulation (Southern Med. J.
1958). *Heintz* (1964) sieht in einer durch Stauung bedingten Azidose des Nierengewebes und dadurch verursach-
ten biochemischen Zustandsveränderungen an den Glo-

merulus- oder Tubuluszellen das Endglied in der Kette
pathogenetischer Mechanismen.

Hält man sich bei der Diagnosestellung an die weiter oben
angeführten Vorbedingungen, kann man die orthostatische Proteinurie als durchaus gutartige Anomalie ansehen (*Hamburger* 1966; *Milliez* et al. 1958; *Thorp* und
Wakefield 1933; *Derow* 1942; *Addis* 1948; *Diehl* und
McKinlay 1935; *Fischberg* 1954), die meist nach der Pubertät ohne Therapie verschwindet und bei deren Trägern
das Auftreten einer Nierenerkrankung oder eines Bluthochdrucks nicht häufiger ist als im Bevölkerungsdurchschnitt. Viel schwieriger aber wird die Bewertung, wenn
außer der orthostatischen Proteinurie eine Mikrohämaturie, eine Leukurie, ein Bluthochdruck oder eine vorübergehende Nierenerkrankung vorliegen. Aber selbst in diesen Fällen sah *Hamburger* (1966) nicht ein einziges Mal
den Übergang in eine manifeste Nierenerkrankung. Diese
Arbeitsgruppe steht damit im Gegensatz zu *King* (1955),
der praktisch in jeder orthostatischen Proteinurie des Erwachsenen den Beginn einer Nierenerkrankung sieht,
wobei allerdings zu beachten ist, daß in seinen Untersuchungen gut 40 % der Fälle bereits eine Nierenanamnese aufwiesen.

b) Lordotische Proteinurie

Viel einfacher ist es, eine Proteinurie durch Hyperlordose
auszulösen als durch Orthostase. *Milliez* et al. (1960) fanden bei 85 % der Knaben im Pubertätsalter diesen Typ
der Proteinurie. In der Gruppe zwischen 14 und 16 Jahren
waren es sogar 92%. Die immunoelektrophoretische Untersuchung der Eiweiße bei lordotischer und orthostatischer Proteinurie wies keinen Unterschied zur Proteinurie
beim nephrotischen Syndrom auf. Die Prognose der lordotischen Proteinurie wird von allen Untersuchern als günstig angesehen. Allerdings muß man daran denken, daß

im Ausheilungsstadium der Nephritis zuweilen eine lordotische Albuminurie auftritt, die nicht so harmlos ist wie die eben erwähnte.

c) Sportproteinurie

Bei intensiver Belastung — meist sportlicher Art — vorwiegend der unteren Extremitäten kommt es bei vielen gesunden Menschen zur Proteinurie (*Alyea* und *Porish* 1958; *Coye* und *Rosandich* 1960; *Gardner* 1956; *Kleiman* 1960), deren Größe von Intensität und Dauer der Anstrengung abhängig zu sein scheint (*Taylor* 1960, *White* und *Rolf* 1948). *Coumel* et al. (1953) fanden bei 20 von 30 jungen Soldaten, die sie im Takt eines Metronoms auf der Stelle marschieren ließen, eine Proteinurie. Es wurden dabei normalerweise im Harn vorhandene Proteine vermehrt ausgeschieden, unter anderem auch das alpha-1-Seromucoid, dem als Donaggioprotein wegen seiner guten Löslichkeit und Hitzeresistenz eine gewisse Schutzwirkung gegen die Eiweißfällung zugeschrieben wurde (*Donaggio* 1937; *Merkle* 1942). Die Arbeitsproteinurie besitzt keinerlei Krankheitswert.

d) Emotionsproteinurie, palpatorische Proteinurie, Kälteproteinurie

Weniger bekannt ist die Proteinurie bei Gemütserregung. *Ahronheim* (1944) untersuchte kurz vor und nach Venenpunktion bei 1000 Wehrpflichtigen den Urin auf Eiweiß. In 564 Fällen war die Probe positiv. Von 127 Männern, die ohnmächtig wurden, hatten 124 in einer oder beiden Proben einen positiven Eiweißbefund. Auch in Tierexperimenten konnte gezeigt werden, daß Angst oder Wut konstant Proteinurie hervorrufen (*Starr* 1926).
Ferner kennen wir die palpatorische Proteinurie, die bereits nach mehr oder weniger kräftiger Palpation der Nie-

rengegend vorübergehend auftreten kann (*Sarre* 1952).
Auch eine durch Kälte hervorgerufene Proteinurie wurde
beschrieben, von der *Greiner* und *Henry* (1955) aus ihren
Versuchen schließen, daß sie die Folge einer renalen
Vasokonstriktion sei. Auch diese letzteren Formen der
Proteinurie sind harmlos und haben gute Prognose.

e) Proteinurie bei extrarenalen Erkrankungen

Bei fieberhaften Erkrankungen kann meist gleichzeitig
mit einer Oligurie eine leichte Proteinurie auftreten.
Oft findet man dabei auch hyaline Zylinder im Sediment.
Gegenüber den bereits besprochenen Formen der Proteinurie werden bei der „febrilen Proteinurie" zusätzlich
alpha-1- und alpha-2-Globuline im Urin ausgeschieden
(*Biserte* et al. 1959). Obwohl diese Proteinurie meist harm-
loser Natur ist, muß doch die Möglichkeit einer sekundären Nierenläsion erwogen werden. Genaue klinische
Kontrolle und Verlaufsbeobachtung sind angezeigt. Im
Verlauf einer Herzinsuffizienz findet man häufig eine Proteinurie, die meist unter 4 g in 24 Stunden liegt, aber auch
bei starker Einschränkung des Nierenstromvolumens 10 g
in 24 Stunden erreichen kann (*Lenegre* und *Himbert* 1956).
Neben dem Eiweiß kann man häufig auch Zylinder und
— bei dekompensierten Herzkranken in hohem Prozentsatz — eine Mikrohämaturie nachweisen. Es handelt sich
dabei um reversible Veränderungen der Nierenfunktion,
die nach entsprechender Herztherapie zurückgehen. Sie
stellen keine Kontraindikation gegen die Verwendung
von Diuretika dar.

Weiterhin kann bei sehr vielen, meist akuten Krankheits-
bildern eine Proteinurie auftreten, z. B. bei Koliken, epi-
leptischen Anfällen, Infarkten, Apoplexien, Schädel-Hirn-
traumen u. a. In allen diesen Fällen ist die Prognose, was
die Nieren angeht, gut. Spezielle therapeutische Konsequenzen ergeben sich aus der Proteinurie nicht.

6. Isolierte oder asymptomatische Dauerproteinurie

Die klinische Bedeutung der persistierenden Proteinurie
ist eine ganz andere als die der bisher besprochenen intermittierenden Formen. Selbst beim Fehlen jeglicher
sonstiger Nierenbefunde und auch entsprechender Hinweise in der Anamnese deutet eine dauernd vorhandene
Proteinurie mit großer Wahrscheinlichkeit auf eine renale
Erkrankung hin, so minimal diese auch sei.
Nierenbiopsiestudien ergaben bei 18 von 19 Patienten mit
einer isolierten Dauerproteinurie pathologische Veränderungen, die in der Hälfte der Fälle einer diffusen Glomerulonephritis entsprachen (*Pollak* et al. 1958). Bei einer
ähnlichen Untersuchung (*Philippi* et al. 1961) fand sich bei
elf gesunden Rekruten mit einer isolierten Dauerproteinurie sechsmal eine Glomerulonephritis oder Pyelonephritis. Etwas günstiger sind die Beobachtungen franzö-
sischer Untersucher. *Hamburger* (1966) berichtet von elf
Patienten, die er über zehn Jahre vom Zeitpunkt der Fest-
stellung der Proteinurie ab überwachte. Von diesen ent-
wickelten nur drei eine Tendenz zur Hypertonie ohne
Zeichen einer Niereninsuffizienz, während die übrigen
klinisch völlig unauffällig waren.
Man kann sehen, daß eine in solchen Fällen bestehende
Nierenläsion latent oder relativ inaktiv bleibt. Die Statistiken von Lebensversicherungsgesellschaften deuten darauf hin, daß zwischen Lebenserwartung und Stärke der
Dauerproteinurie eine Beziehung besteht. Bei Proteinurie
unter 50 mg/100 ml fand sich nur ein geringer oder gar
kein Effekt auf die Gesamtsterblichkeit dieser Gruppe,
während eine Proteinurie zwischen 51 und 100 mg/100 ml
sogar die Mortalität der Patienten mit normalem Blutdruck erhöhte (Joint Commitee on Mortality 1951, Im-
pairment Study, Chicago: Society of Actuaries 1954). Im
Einzelfall kann man nicht aus der Größe der Proteinurie
auf die Schwere des Krankheitsbildes schließen.

7. Tumoren der Nieren und der ableitenden Harnwege

Die seltenen *benignen Tumoren* der Nieren sind nur dann
von gutachtlichem Interesse, wenn sie durch Verdrängung
oder Kompression Komplikationen von seiten der ableitenden Harnwege oder Beeinträchtigung ihrer Nachbarschaft verursachen. Die Beurteilung der Arbeitsfähigkeit
wird sich dann an diesen sekundären Auswirkungen zu
orientieren haben; *Zusammenhangsfragen* dürften kaum
je zu erwägen sein.

Mit der Frage nach dem Zusammenhang zwischen *malignen Tumoren* und voraufgegangenen Schädigungsfolgen
dagegen sieht sich der Gutachter häufiger konfrontiert.
Primäre Nierenbeckenkarzinome fanden sich unter 365
von *Eck* (1960) zusammengestellten Nierensteinträgern in
acht Fällen; auch andere Autoren schreiben der Nephrolithiasis in der Genese von Plattenepithelkarzinomen des
Nierenbeckens eine gewisse Rolle zu (z. B. *Staehler* 1959).
Die chronischen Begleitpyelonephritiden mit ihrem steten
Wechsel zwischen Proliferations- und Regenerationspro-
zessen müßten hier dann als Wegbereiter der malignen
Epithel-Entartung angesehen werden (*Boengeler* und
Dontenwill 1953), nach *Staehler* (1959) aber auch bei chronischer Pyelonephritis ohne Steinbildung. In Einzelfällen von Nierenbeckenkarzinom bei Nephrolithiasis und
chronischer Pyelonephritis ist also auch indirekte Schädigungsfolge zu diskutieren, sofern das Steinleiden entschädigungspflichtige Erkrankung oder Folgeerkrankung
ist. Die Pathogenese des Hypernephroms und der hyper-
nephroiden Karzinome ist noch unklar. Für den Menschen
karzinogene Stoffe als Ursache solcher Tumoren sind nicht
sicher bekannt. Diese dysontogenetische Geschwulst
steht mit Sicherheit in keinem Zusammenhang mit entzündlichen Vorerkrankungen.

Größte Zurückhaltung ist geboten bei der Anerkennung
von Zusammenhängen zwischen (einmaligem) *Unfall-*

trauma und Nierenkrebs. Für eine eventuelle Anerkennung halten wir in Anlehnung an *Dietrich* (1950 und 1954) sowie *Buengeler* und *Dontenwill* (1953) folgende Kriterien für maßgebend: Eine Verletzung muß einwandfrei erwiesen sein, der Tumor muß sich nachgewiesenermaßen direkt am Ort der traumatisch bedingten Zerstörung befinden, die chronisch-entzündlichen Prozesse müssen nach den Kriterien der Allgemeinen Pathologie die Potenz zu maligner Neubildung beinhalten. Der Tumor muß sich schließlich in einem Zeitraum nach der Einwirkung des Traumas entwickelt haben, der dem Charakter der Geschwulst entspricht.

Nach *Bauer* und *Frey* (1955), *Buckup* (1959), *Mellin* (1960) sowie *Staehler* (1959) kann Anerkennung im Sinne der Verschlimmerung dann erfolgen, wenn die Auswirkungen eines angeschuldigten Traumas die Frühsymptome eines beginnenden Tumors verschleiern, so daß Diagnose und Behandlung dieses Tumors verzögert oder verhindert werden. Bisweilen wird man eine Verschlimmerung im Ablauf eines bereits bestehenden bzw. bekannten Tumorleidens durch schädigungsbedingte Traumen anerkennen, sofern der Nierentumor direkt von dem Trauma betroffen wurde und daraus eine unerwartet schnelle Progredienz des Leidens unmittelbar im Anschluß an das Trauma resultiert (*Buckup* 1959; *Staehler* 1959).

Die Annahme einer Krebsentstehung auf dem Boden einer chronischen Glomerulonephritis muß abgelehnt werden; nach *Dietrich* (1950) geht die Narbenbildung einer chronischen Glomerulonephritis ohne jede Wucherung einher, so daß metaplastische Vorgänge als Wegbereiter maligner Entartung nicht wahrscheinlich sind. Unter den heutigen Arbeitsbedingungen kommt der Blasen- (seltener Harnleiter- oder Nieren-) *Krebs der Anilinarbeiter* nur noch selten vor. Es muß aber die außerordentlich lange Latenzzeit zwischen Einwirken der Noxe (meist Inhalation) und Manifestation des Tumors berücksichtigt werden, die nach

Müller (1949) 17,3—18,5 Jahre beträgt; expositionsfreie Intervalle bis zu 17 Jahren sind bekanntgeworden. Als minimale Expositionszeit wird ½ Jahr gefordert (*Gross* 1940).

8. Nierenschädigungen durch ionisierende Strahlen

a) Die akute „Bestrahlungsnephritis". Mit einer Latenzzeit von 1—12 Monaten nach Röntgenbestrahlung der Nieren- oder Abdominalregion oder der Hoden kommt es in manchen Fällen zu einer akuten „Nephritis", die sich unter z. T. heftigen Allgemeinerscheinungen in Proteinurie, Ödemen, Hypertonie, Anämie und Retention harnpflichtiger Substanzen manifestiert. Nach großen Statistiken (insbesondere *Luxton*) hatten alle beschriebenen Fälle Strahlendosen von 2200—3000 r erhalten. Die Prognose der Erkrankung ist allgemein schlecht; in einer Literaturzusammenstellung (*Sarre* und *Moser* 1962) über 56 Fälle fand sich in 25 Fällen eine tödlich verlaufende Bestrahlungsnephritis (meist Urämie). In manchen Fällen führt eine maligne Hypertonie innerhalb weniger Wochen zum Tode.

b) Die chronische Bestrahlungsnephritis manifestiert sich erst mit durchschnittlicher Latenz von 18—24 Monaten, die Symptomatik ist geringer ausgeprägt, die Prognose günstiger. Übergang der akuten in die chronische Bestrahlungsnephritis analog zur chronischen Glomerulonephritis wurde beobachtet. Bei Bestrahlung einer Niere mit 2500 bis 4600 r in vier Fällen trat nur Hypertonie auf ohne Nireninsuffizienz. In allen Fällen führte Nephrektomie zur Blutdrucknormalisierung (*Sarre* und *Moser* 1962).

c) Nierenschäden durch Thorotrastinkorporation. Nachdem *Zollinger* (1949) erstmals über ein Radiosarkom einer Niere 16 Jahre nach retrograder Pyelographie mit Thorotrast berichtet hatte, häufen sich die Fälle von Thorotrastspätschäden in der Literatur. Da sich das in die Blutbahn gebrachte Kontrastmittel — abgesehen von Paravasaten — ausschließlich im RES ablagert (Leber, Milz, Lymphknoten, Knochenmark), ist mit Nierenschäden in erster Linie nach retrograder Pyelographie (bei „Überspritzung" des Kontrastmittels mit Einpressen in die Harnkanälchen) sowie bei größeren Kontrastmitteldepots in nierennahen Lymphknotenkonvoluten zu rechnen. Neben Malignomen (Karzinome und Sarkome des Nierenbeckens, Hypernephrome) findet man seltener andere Schädigungen wie bindegewebige Verödung mit Parenchymschwund der Niere (*Boemke* 1956; *Brunner* 1955; *Marti* und *Heilbronn* 1962; *Weyeneth* 1958) und Hydronephrose durch bindegewebige Verödung des Nierenhilus (*Rübe* und *Mehl* 1956). — Wir selbst haben 1968 fünf Patienten untersucht, welche vor 24 bis 27 Jahren Femoralisangiographien mit Thorotrast durchgemacht hatten und alle durchweg schwere Thorotrastosen von Milz und Leber, weniger der paraaortalen Lymphknoten und des Knochenmarks zeigten. In vier Fällen fand sich histologisch normales Nierengewebe, in einem Fall eine chronische Glomerulonephritis (akute Glomerulonephritis vor 26 Jahren); nur letzterer hatte auch eine mäßig eingeschränkte Nierenfunktion. Alle fünf Nierenpunktate waren lichtmikroskopisch frei von Thorotrastablagerungen. Bei autoradiographischer Untersuchung mit 120tägiger Exposition fand sich in zwei Fällen mit normaler Histologie eine signifikante (wenn auch geringe) Thorotrastaktivität.

Thorotrastschädigung der Nieren ist als Schädigungsfolge anzuerkennen, wenn die Thorotrastinkorporation zur Diagnostik einer entschädigungspflichtigen Erkrankung erfolgt war.

9. Nierenschädigungen durch Unfalltrauma

Der internistische Gutachter wird sich in der Regel dann mit Verletzungsfolgen der Nieren zu befassen haben, wenn die akute Schädigung mit bleibender Einschränkung der Nierenfunktion einhergeht oder wenn es — oft Jahre nach dem Trauma — zu Spätfolgen kommt.

Bei den akuten Nierenverletzungen steht die sogenannte stumpfe Gewalt — ein- oder beiderseitige Contusio und Compressio der Nieren — im Vordergrund. Selten sind — wegen der relativ geschützten Lage der Nieren — direkte Verletzungen des Organs. Rupturen werden sich fast immer durch mehr oder weniger starke Makrohämaturie bemerkbar machen; hierbei kann es einerseits zu Harnabflußverzögerungen (eventuell mit Koliken durch Blutkoagel), andererseits zur Entwicklung eines perirenalen Hämatoms kommen. Letzteres kann noch nach vielen Jahren durch allmähliche Verkalkung zur langsamen Kompression der Niere führen und Ursache eines Bluthochdruckes werden (*Körner* und *Gruenagel* 1959); Heilung ist dann gegebenenfalls durch Nephrektomie möglich. In der Mehrzahl der Fälle heilen leichtere Kontusionen und kleine Rupturen ohne Folgen ab; es liegt dann auch keine MdE von seiten der Nieren vor. Schädigungsfolgen sind dann gegeben, wenn sich — im Sinne einer Defektheilung — narbige Veränderungen der Niere oder des Hohlraumsystems ungünstig auf die Nierenfunktion oder den Harnabfluß auswirken. Hier kommen neben dem perirenalen Hämatom in Frage: Narbenzüge oder traumatische Nierenzysten, welche das Nierenbecken oder den oberen Ureter verdrängen oder komprimieren und so eventuell zu Hydronephrose mit hydronephrotischer Schrumpfniere, zur chronischen Pyelonephritis mit oder ohne Nephrolithiasis, gegebenenfalls mit Hypertonie, führen können. Die posttraumatische Schrumpfniere (auch ohne perirenales Hämatom als Ursache) fand sich bei 140 von

Körner und *Gruenagel* (1959) bis zu 18 Jahre lang beobachteten Patienten mit stumpfen Nierenverletzungen in sieben Fällen; weitere Spätfolgen waren Steinbildung, paranephritischer Abszeß, Zysten und Lageveränderungen der Nieren.

Zu den übrigen akuten oder chronischen indirekten Unfallschäden an den Nieren wird auf die entsprechenden Kapitel verwiesen: Akutes Nierenversagen durch Schock, Crush-Syndrom, Fehltransfusionen, andere therapeutische (Serum, Medikamente) sowie diagnostische (Kontrastmittel, urologische Untersuchungen) Maßnahmen; Pyelonephritis (gegebenenfalls mit späterer Steinbildung) als Folge einer Sekundärinfektion der Harnwege, eventuell begünstigt durch langes Liegen oder Katheterismus; Amyloidose nach unfallbedingten chronischen Eiterungen.

(Die Möglichkeit der Verschlimmerung vorbestehender Nierenleiden durch Unfallfolgen wird in den entsprechenden Kapiteln abgehandelt.)

10. Der einseitige Nierenverlust

Bei der Begutachtung der sogenannten „erworbenen Einzelniere" herrscht noch weitgehende Unsicherheit, die sich in sehr unterschiedlicher Bewertung und Einstufung dieses Zustandes niederschlägt. So erkennen — bei gesunder Restniere — die Unfallversicherungen eine bleibende MdE nicht oder bis maximal 15 % an, während in der Kriegsopferversorgung die MdE generell mit 30 % bemessen wird. Das potentielle Risiko des Einnierigen, bei späterer Erkrankung der Restniere oder im Rahmen hinzukommender extrarenaler Krankheiten gefährdeter zu sein als vor dem Nierenverlust, wird somit nicht allgemein als Grund zur Gewährung einer Dauerrente betrachtet.

Bei der Begutachtung ist grundsätzlich zunächst der Funktionszustand der verbliebenen Restniere zu berücksichtigen; die Einnierigkeit kann so in drei Gruppen unterteilt werden: 1. gesunde *und* voll anpassungsfähige Restniere, 2. gesunde oder kranke *nicht* mehr kompensationsfähige Restniere, 3. noch anpassungsfähige, aber kranke Restniere.

ad 1: Hier wird es sich in erster Linie um traumatischen Nierenverlust handeln bei vor dem Trauma völlig gesunden und leistungsfähigen Nieren. Meist übernimmt eine gesunde Restniere unter langsamer kompensatorischer Hypertrophie die volle Nierenfunktion innerhalb von wenigen Monaten, wobei Grad und Schnelligkeit der Anpassung in weiten Grenzen vom Lebensalter abhängen. Eine scharfe Grenze nach dem Lebensalter zu ziehen ist unmöglich (*Weiss* und *Mertz* 1969). Zwar ist im allgemeinen die Anpassungsfähigkeit einer gesunden Restniere jenseits des 30. Lebensjahres nicht mehr so gut wie zehn Jahre früher. Bei einem gesunden 40jährigen wird man aber unter Umständen — wenn auch etwas verzögert — ebenfalls mit noch voller Übernahme der Nierenfunktion durch die verbliebene Restniere rechnen können. Hier sollte also nicht das Lebensalter (im Schrifttum meist das 30. Lebensjahr) als alleiniger Parameter herangezogen werden, sondern in erster Linie die tatsächliche Funktion der Restniere.

Bei nicht traumatisch bedingtem Nierenverlust ist die Wahrscheinlichkeit, daß auch die andere Niere erkrankt ist, wesentlich größer: 50 % nach *Rockstroh* (1964). Erfolgte eine Nephrektomie etwa wegen Tuberkulose, Ausgußstein, Hydro- oder Pyonephrose, Mißbildungen, einseitiger Schrumpfniere bei entzündlicher degenerativer Ursache, so ist mit großer Wahrscheinlichkeit auch die gleichzeitige oder spätere Erkrankung der verbliebenen Restniere zu erwarten. Hier ist besonders subtile Diagnostik erforderlich, um dem jeweiligen Zustand gerecht zu werden.

ad 2: Zeigen nach Nierenverlust vorgenommene Kontrolluntersuchungen der Nierenfunktion an, daß die verbliebene Restniere nicht in der Lage ist, kompensatorisch für das verlorene Schwesterorgan einzuspringen, so ist es für die Begutachtung unerheblich, ob es sich um die bisher gesunde Restniere eines nicht mehr anpassungsfähigen 50jährigen oder um die miterkrankte Restniere eines 20jährigen handelt. Die Bemessung der MdE wird sich an dem Grad der Einschränkung der Nierenfunktion zu orientieren haben; in dieser Gruppe sind die getrübte Lebensprognose sowie das erhöhte Risiko durch Infektanfälligkeit oder durch mögliches Hinzukommen anderer Erkrankungen unbedingt mit zu berücksichtigen. Erlaubt die verbliebene Nierenfunktion eine Wiederaufnahme der Arbeit nach Nephrektomie, so sind der Tätigkeit am Arbeitsplatz durch vermehrte Infektanfälligkeit, klimatische Bedingungen, Vermeidung körperlicher Anstrengungen usw. Grenzen gesetzt, die gegebenenfalls Umschulung erfordern, wie es für die chronische Nephritis besprochen wurde.

ad 3: Zeigt es sich, daß die verbliebene Restniere trotz Miterkrankung (etwa Nephrolithiasis, chronische Pyelonephritis) die Nierenfunktion voll übernommen hat, so wird die MdE von seiten der Niere durch die Grundkrankheit bestimmt sein zuzüglich einer Erhöhung für vermehrtes Risiko, entsprechend dem bei Gruppe 2. Die Bedingungen am Arbeitsplatz werden nach den selben Kriterien wie in Gruppe 2 geregelt werden müssen, wobei an die körperliche Belastbarkeit je nach Grundkrankheit größere Anforderungen gestellt werden können.

In allen drei Gruppen, vor allem aber in Gruppe 2 und 3, sind Kontrolluntersuchungen in regelmäßigen Abständen unbedingt anzustreben, damit eine Änderung im Funktionszustand der Restniere rechtzeitig erfaßt und gegebenenfalls gutachtlich berücksichtigt werden kann: in den ersten beiden Jahren nach Nephrektomie bei Miterkran-

kung der Restniere in mindestens halbjährigem, darauf
bei stabilem Zustand in jährlichem Intervall. Ist nach fünf
Jahren keine wesentliche Änderung eingetreten und eine
Progredienz der eventuellen Erkrankung der Restniere
nicht zu erkennen, so wird eine Dauerrente je nach dem
Grad der verbliebenen Nierenfunktion zu bemessen sein.
Nachuntersuchungen genügen dann alle zwei Jahre, sofern nicht interkurrente Krankheiten komplizierend hinzukommen.

Bleibt die Funktion einer gesunden Restniere nach traumatischem oder auch krankheitsbedingtem Nierenverlust
über zwei Jahre stabil erhalten, so sind Nachuntersuchungen nicht mehr erforderlich. Eine Dauer-MdE von 20% ist
dann aber auch bei voller Leistungsfähigkeit gerechtfertigt (nach dem BVG 30 %).

In Anlehnung an bzw. modifiziert nach *Rockstroh* (1964)
empfehlen wir *folgende Richtsätze für die MdE* bei der
Begutachtung Einnieriger:
Unfall- und krankheitsbedingte Nephrektomie bei gesunder und voll angepaßter Restniere: $^1/_2$ Jahr 30 %, dann
20 %; bei Funktionsminderung der gesunden Restniere
je nach Grad der Einschränkung der Nierenfunktion:
30—70 %; bei Funktionsminderung der kranken Restniere je nach Grad der Einschränkung und Floridität des
Krankheitsprozesses: 50—100 %. — Wurde die Nephrektomie wegen einer bösartigen Geschwulst vorgenommen, so ist bei gesunder und voll angepaßter Restniere eine MdE von 100 % gerechtfertigt, die aber — sofern kein Anhalt für Metastasen besteht — bei voller und
gleichbleibender Leistungsfähigkeit des Patienten unseres Erachtens auf $^1/_2$ Jahr beschränkt werden kann, im
Gegensatz zu *Rockstroh* (1964), der eine MdE von 100 %
für das ganze erste Jahr vorschlägt; bei stabilisiertem
Zustand plädieren wir für 75 % im zweiten Halbjahr, vom
zweiten Jahr an für 50 % und ab dem sechsten Jahr bei

Metastasen- und Rezidivfreiheit mit stabiler Nierenfunktion für 30 %.

Die Aufnahme in eine Kranken- oder Lebensversicherung ist ohne Aussparung bzw. Risikozuschlag dann möglich, wenn die verbliebene Restniere gesund und funktionell voll angepaßt ist. Bei traumatischem Nierenverlust halten wir eine Wartezeit von zwei Jahren bis zur Aufnahme für ausreichend, bei krankheitsbedingter Nephrektomie von fünf Jahren. — Nach Entfernung einer Tumorniere kann volle Aufnahme bei intakter Restniere nur dann erfolgen, wenn zehn rezidiv- und metastasenfreie Jahre verstrichen sind, mit Risikozuschlag (eventuell abnehmend) frühestens nach fünf Jahren.

E. Chronische Niereninsuffizienz

Wie in den bisherigen Kapiteln angedeutet, mündet eine Vielzahl verschiedenartiger Nierenkrankheiten früher oder später in die chronische Niereninsuffizienz. Die wesentlichen dieser Erkrankungen seien nochmals rekapituliert: die chronische Glomerulonephritis gleich welcher Verlaufsform, chronische Pyelonephritis, Nierentuberkulose, das nephrotische Syndrom, die chronisch-interstitielle abakterielle Nephritis, diabetische Glomerulosklerose, Zystennieren, Gichtniere u. a.

Nach *Sarre* (1967) teilen wir die chronische Niereninsuffizienz in folgende Stadien ein: Stadium der vollen Kompensation (von manchen Autoren auch als Stadium der eingeschränkten Leistungsbreite bezeichnet); kompensierte (oder -sierende) Retention; dekompensierte Retention (Präurämie) und schließlich das Finalstadium der Urämie.

Definitionsgemäß liegt eine Niereninsuffizienz dann vor, wenn die Nierenfunktion für die Erfordernisse des Alltags nicht mehr ausreicht, so daß verschiedene Kompensationsmechanismen in Anspruch genommen werden müssen, damit eine ausgeglichene Stickstoffbilanz aufrechterhalten werden kann. Sind diese Kompensationsmöglichkeiten mit dem Fortschreiten der Krankheit erschöpft, so kommt es zur Dekompensation mit Übergang in die Präurämie und Urämie. Die „eingeschränkte Leistungsbreite" der Nieren bedeutet noch keineswegs eine azotämische Niereninsuffizienz, obwohl empfindliche und auch gröbere Funktionsprüfungen in diesem Stadium mehr oder weniger deutlich pathologisch ausfallen können. Dieser Zustand wurde bereits in dem Kapitel „Kompensiertes Dauerstadium der chronischen Nephritis" besprochen (S. 22). Jede chronische Nierenerkrankung, die irgendwann später in die chronische azotämische Niereninsuffizienz mündet, durchläuft zunächst dieses Stadium. *Für die Begutachtung der chronischen azotämischen Niereninsuffizienz* genügt die Einteilung in zwei Stadien, das der kompensierten oder kompensierenden Retention und das dekompensierte Endstadium. Da sich die ätiologischen Unterschiede um so mehr verwischen, wie die Niereninsuffizienz fortschreitet, tritt die differentialdiagnostische Berücksichtigung der Grundkrankheit für den Gutachter in den Hintergrund. Abweichungen von diesem nivellierenden Schema werden am Schluß des Kapitels gesondert besprochen werden.

1. Stadium der kompensierten (kompensierenden) Retention

Die wichtigsten der oben erwähnten Kompensationsmechanismen zur Gewährleistung einer ausgeglichenen Stickstoffbilanz seien stichwortartig skizziert:

Harnstoff- bzw. Rest-N-Erhöhung im Plasma ("Retention"). Sollen sich Stickstoffeinfuhr und -ausfuhr die Waage halten, so muß nach der van Slykeschen Clearance-Formel das Produkt C × P (Stickstoff-Clearance × Stickstoffkonzentration im Plasma) konstant bleiben. Wenn nun mit Einschränkung der Nierenfunktion die Clearance abnimmt, muß notwendigerweise P größer werden, die Stickstoffkonzentration im Plasma also ansteigen, damit die Konstanz des Produktes C × P gewährleistet ist. Die Stickstoffausscheidung wird also durch Erhöhung der Plasmastickstoffwerte automatisch reguliert. Die "Retention", für sich allein genommen, stellt demnach kein isoliertes Krankheitssymptom dar, sie ist hier vielmehr Voraussetzung für die Gewährleistung einer normalen Stickstoffausscheidung und wird deshalb zutreffend auch als "kompensierend" bezeichnet (*Sarre, Gayer* und *Rother* 1957).

Polyurie und Zwangspolyurie. Mit fortschreitender Abnahme der Konzentrationsfähigkeit der Nieren stellt sich eine Zunahme der Harnmenge ein, damit — entsprechend der Clearance-Formel — das Produkt U × V (Harnkonzentration × Harnvolumen) aufrechterhalten wird. Die Stickstoffausscheidung im Harn kann also nicht mehr durch Steigerung der Stickstoffkonzentration im Harn reguliert werden, sie erfolgt vielmehr durch Erhöhung der Diurese. Mit zunehmender Niereninsuffizienz verstärkt sich die Polyurie bis zur sogenannten Zwangspolyurie (*Volhard* 1942), die Variabilität der Harnkonzentration engt sich ein, bis schließlich der Harn isosthenurisch (d. h. blutisoton) wird mit Fixierung des spezifischen Gewichtes auf etwa 1011. Dieser Kompensationsmöglichkeit sind allerdings insofern Grenzen gesetzt, als eine beliebige Steigerung der Diurese aufgrund der Niereninsuffizienz naturgemäß nicht möglich ist.

Die Leistungsfähigkeit des chronisch Niereninsuffizienten wird von verschiedenen Faktoren bestimmt (nach *Sarre* 1967): Grad der Niereninsuffizienz und ihrer Folgen (etwa Anämie); Hypertonie mit ihren Folgen (Herzinsuffizienz, Kopfschmerzen, Augenhintergrundsveränderungen, eventuell mit Sehstörungen, Koronar- und Zerebralsklerose); nephrotisches Syndrom bei schwerem Proteinverlust. Im Stadium der kompensierten Retention mit Rest-N-Werten bis oder knapp über 60 mg % und bis ca. 6 mg % erhöhtem Serumkreatinin sind die Kranken oft noch erstaunlich leistungsfähig, sofern nicht Komplikationen (etwa schwere Hypertonie) sich leistungsmindernd auswirken. Da sich dieses Stadium häufig jahre-, bisweilen jahrzehntelang ohne wesentliche Progredienz hinziehen kann, sind die meisten Patienten in dieser Phase voll oder nur wenig beschränkt arbeitsfähig. Liegen Komplikationen nicht oder nur in therapeutisch gut beherrschbarem Ausmaß vor und hat der Kranke auch subjektiv keine oder nur geringe Beschwerden, so wird man ihm unter Zubilligung einer MdE von 30 % berufliche Tätigkeit in vollem Umfang gestatten können, ohne damit seine „Gesundheit" zu gefährden. Selbstverständlich ist hierbei der Art des erlernten Berufes Rechnung zu tragen. Berufe mit Schwerarbeit, Nachtschichten, Tätigkeit unter ungünstigen klimatischen Bedingungen, fehlender Möglichkeit zur Gewährleistung einer speziellen Diätkost usw. können meist nur durch Umschulung oder Arbeitsplatzwechsel den Erfordernissen angepaßt werden.

Eine *Hypertonie* beeinflußt in diesem Stadium die Erwerbsfähigkeit gewöhnlich kaum, sofern sie keine subjektiven Beschwerden verursacht und sich bei kardialer Kompensation therapeutisch gut einstellen läßt. Systolische Werte von 180 mm Hg und darüber werden oft relativ gut toleriert. Liegen allerdings die diastolischen Blutdruckwerte konstant über 110 oder 120 mm Hg, so gilt der Kranke so lange als arbeitsunfähig, bis — gegebenenfalls durch stationäre Behandlung — eine befriedigende Blutdrucksenkung erreicht wird. Schwere Hypertonien mit Folgen am Gefäßsystem und gleichzeitiger Herzinsuffizienz (welche anfangs allerdings meist noch gut therapeutisch beeinflußbar ist) bedingen Erwerbsunfähigkeit.

Proteinverlust mit nephrotischem Syndrom wird bei ausreichend kompensierter Nierenfunktion nur dann zur Erwerbsunfähigkeit führen, wenn eine stärkere Hypoproteinämie oder ausgeprägte Ödeme bestehen. Da das nephrotische Syndrom aber mit den modernen therapeutischen Möglichkeiten meist gut beherrscht werden kann, sind auch die meisten Niereninsuffizienten mit nephrotischem Syndrom weitgehend arbeitsfähig (siehe auch S. 36 und 39). Schwerer Proteinmangel und/oder stärkere Ödeme erfordern stationäre Behandlung; es besteht dann Erwerbsunfähigkeit.

Eine Anämie leichteren Grades ist im Stadium der kompensierenden Retention stets vorhanden; sie erreicht hier nur selten so schwere Grade, daß eine Erwerbsunfähigkeit allein von der renalen Anämie her gegeben wäre. Hämoglobinwerte von 11-12 g%, die einer Niereninsuffizienz von 2—3 mg% Kreatinin entsprechen, sind in den meisten Fällen noch mit einer guten Arbeitsfähigkeit vereinbar (*Sarre* 1962). Ausgeprägtere Anämien unter 6-8g% Hämoglobin, die gegebenenfalls Transfusionen erfordern, finden sich gewöhnlich erst im dekompensierten Endstadium (abgesehen von der Niereninsuffizienz z. B. bei chronisch interstitieller Nephritis, wo die Anämie schon früher schwerere Grade zu erreichen pflegt).

Kommt es im Stadium der kompensierenden Retention bei Einhaltung einer Normal- oder nur wenig eiweißbeschränkten Kost zu stärkerer Azotämie (Rest-N über 60-80 mg%, Kreatinin über 6 mg%), so zeigt dies eine allmähliche Einschränkung der Kompensationsmöglichkeiten an; es können sich bereits Symptome der Präurämie melden (Übelkeit, Brechreiz, Leistungsabfall usw.). Nach *Sarre* (1967) sprechen wir dann von einer „relativen" Dekompensation, da die angebotene Stickstoffzufuhr die Ausscheidungskapazität übersteigt. Wird dieses Mißverhältnis nun nicht diätetisch ausgeglichen oder kommen akute Steigerungen des Stickstoffangebotes hinzu (etwa vermehrter Katabolismus nach einer Operation oder durch Infekte, Kalorienmangel), so ist allmählich oder

akut mit dem Übergang in die terminale Präurämie-Ur-
ämie zu rechnen.

Die von *Kluthe* und *Quirin* (1966 und 1968) für deutsche Eßge-
wohnheiten entwickelte streng eiweißarme sogenannte Kartoffel-Ei-Diät hat eine wesentliche Verbesserung der Prognose der
chronischen Niereninsuffizienz gebracht. Nähere Erläuterungen
dieser Diätform würden den Rahmen dieses Buches sprengen.
Für den Gutachter ist die Kenntnis dieser therapeutischen Möglichkeit aber von großem Interesse, da sie bei sachkundiger Anwendung in sehr vielen Fällen geeignet ist, einen urämischen,
mitunter bereits moribunden erwerbsunfähigen Patienten wieder weitgehend, in manchen Fällen voll zu rehabilitieren und
ihm damit unter Umständen noch mehrere Jahre hindurch eine
Erwerbstätigkeit zu ermöglichen. Die strikte Einhaltung einer
solchen Diät erfordert allerdings eine intensive Mitarbeit des
Patienten wie seiner Angehörigen sowie regelmäßige ärztliche
Überwachung mit individueller Diätberatung. Die meisten unserer Diätpatienten (die teilweise moribund in unsere Behandlung
kamen) konnten so weit gebessert werden, daß sie ihrer Arbeit
(gegebenenfalls nach Umschulung) einigermaßen regelmäßig
nachgehen können, sofern sie nicht wegen anderer Komplikationen (meist Hypertonie) erwerbsunfähig sind. Besonders dank-
bare therapeutische Fälle sind solche, bei denen die Niereninsuffizienz mit relativ stärkerem Anstieg des Serumharnstoffs bei
geringerem Kreatininspiegel einhergeht, also in erster Linie
Niereninsuffizienzen mit eher tubulärer als glomerulärer Schädigung (chronische Pyelonephritis, Zystennieren). Der Plasma-
kreatininspiegel läßt sich diätetisch nur unbedeutend senken;
der Harnstoff/Kreatinin-Quotient, der beim Unbehandelten um
25 : 1 liegt, kann unter Kartoffel-Ei-Diät auf 10 : 1 und darunter
(6 : 1 bei eigenem Fall von Zystennieren) gesenkt werden, auch
wenn das Kreatinin mit 8—10 mg% und mehr in einem Bereich
liegt, der bei fehlender diätetischer Behandlung bereits dem
dekompensierten Endstadium der chronischen Niereninsuffizienz
entspricht.
Ist das Serumkreatinin über 8 mg% angestiegen (was bei
guter Diurese einer endogenen C_{Kr} von weniger als 10 ml/min
gleichkommt), so finden sich in den meisten Fällen auch Störungen des Mineral- (Hyperkaliämie, Hypokalzämie) und Säure-

Basen-Haushaltes (kompensierte oder dekompensierte metabolische Azidose), die recht unterschiedlich ausgeprägt, gleichwohl aber durch konservative Therapie gut zu beherrschen sein können (besonders kaliumarme Variante der Kartoffel-Ei-Diät sowie Kationenaustauscher [Calcium-Serdolyt] bei Hyperkaliämie; orale Kalzium-Substitution; orale Azidose-Behandlung etwa durch Uralyt-U oder [bei Hyperkaliämie] kaliumfreies Acetolyt). Die Grenze der konservativen Therapie liegt etwa bei einem Serumkreatinin von 16—18 mg%.

Durch all diese hier besprochenen Maßnahmen ist es also durchaus möglich, bei guter Zusammenarbeit zwischen Arzt und Patient das Stadium der relativ kompensierten Retention unter Umständen um Jahre zu verlängern und dem Patienten wenn nicht die volle, so doch wenigstens einen Teil (etwa körperlich leichte Halbtagsarbeit) seiner Erwerbsfähigkeit zu erhalten oder wiederzugeben. Bei der chronischen Niereninsuffizienz gilt wie auf wenigen Gebieten der Inneren Medizin oder des Begutachtungswesens überhaupt, daß bei der Beurteilung der Arbeitsfähigkeit eines Patienten weitgehend dessen Wille und subjektive Einstellung zur Erwerbstätigkeit mit berücksichtigt werden müssen. Wenn auch allgemein (nicht zuletzt von uns) die Ansicht vertreten wird, ein chronisch Niereninsuffizienter sei aus psychischen Gründen mit einer leichten Halbtagsarbeit besser versorgt als bei häuslicher Untätigkeit, so muß man einen solchen Kranken den Umfang seiner Erwerbstätigkeit nach eigenem Ermessen bestimmen lassen.

2. Das dekompensierte Endstadium

Wenn es selbst unter optimalen diätetischen Bedingungen nicht mehr gelingt, eine ausgeglichene Stickstoffbilanz aufrecht zu erhalten, so ist das Stadium der „absoluten" Dekompensation, also der dekompensierten Niereninsuffizienz erreicht. Der Übergang in dieses Stadium zeichnet sich ab mit dem weiteren Rückgang der Diurese. Die pseudonormurische Phase geht in die isosthenurische Oligurie über. Präurämie und schließlich die terminale Urämie können durch konservative Maßnahmen nicht mehr verhindert werden. Im dekompensierten Endstadium kommen dann in wachsendem Ausmaß weitere Folgen der Niereninsuffizienz hinzu: Störungen des Wasser-, Elektrolyt- und Säure-Basen-Haushaltes, schwere Anämie, Hypertonie, Herzinsuffizienz, ausgeprägte Augenhintergrundsveränderungen und schließlich die subjektiven Beschwerden der Urämie. Bereits mit Eintritt in die oligurische Phase besteht in allen Fällen Erwerbsunfähigkeit. Die Kranken sind stationär behandlungsbedürftig; jederzeit muß mit akuten Komplikationen gerechnet werden (Herzversagen, hypertone Krisen, Lungenödem bzw. -fluid, zerebrale Komplikationen wie Blutungen und Krampfanfälle, gastrointestinale Störungen wie Diarrhoen, urämische Schleimhaut- und Ulkusblutungen usw.). Innerhalb von wenigen Wochen kommt es dann zum Tod in der Urämie, wenn nicht mittels Dialyseverfahren oder Nierentransplantation in den desolaten Krankheitsablauf eingegriffen werden kann. Bei dem bisher über das dekompensierte Endstadium Gesagten gingen wir davon aus, daß die Kompensationsmöglichkeiten bereits unter optimaler Ausnutzung der verbliebenen Nierenfunktion durch diätetische Maßnahmen voll ausgeschöpft waren. Kommt aber ein bisher unbehandelter Patient mit dekompensierter Niereninsuffienz eventuell unter dem Vollbild der terminalen Urämie durch eine Exazerbation — wie wir es häufig genug sehen — erstmals in Behandlung, so kann er, wie auf S. 100 dargelegt, oft durch diätetische Einstellung wieder in einen Zustand der relativen Kompensation zurückgeführt werden, gegebenenfalls nach einer kurzfristigen Dialysebehandlung, welche eine bessere Ausgangsbasis für die Diättherapie schafft. Wie gesagt, können solche

Kranken unter Umständen so weit gebessert werden, daß sie in kleinerem oder größerem Rahmen wieder einer regelmäßigen Erwerbstätigkeit nachgehen können. Die Grenze zwischen kompensierter und dekompensierter Retention bei der chronischen Niereninsuffizienz hat sich also unter der modernen Diätbehandlung verschoben; in praxi wird deshalb eine exakte Beurteilung den Spezialabteilungen größerer Kliniken bzw. Nierenzentren vorbehalten bleiben müssen.

3. Die chronische intermittierende Dialysebehandlung ("Dauerdialyse")

Ist auf konservativem Weg eine Rekompensation nicht mehr zu erreichen, so kann der Niereninsuffiziente nur noch mittels Dialysebehandlung am Leben, mitunter auch beschränkt arbeitsfähig gehalten werden. Je nach Zustand des Patienten bieten sich hier vorwiegend an: kombinierte Diät- und Peritonealdialysebehandlung und die extrakorporale intermittierende Hämodialysebehandlung mit einer der sogenannten "Künstlichen Nieren":

a) Kombinierte Diät- und Peritonealdialysebehandlung

Diese Therapie-Form kann dann Verwendung finden, wenn diätetische Therapie allein nicht mehr ausreicht und noch eine gewisse Restfunktion der Niere vorhanden ist (Diurese < 1000, > 400 ml/die). Der Kranke kommt alle 7—10 Tage zur ambulanten Peritonealdialyse in ein Dialysezentrum, wobei für Wasserentzug und Ausgleich des Elektrolyt- und Säure-Basen-Haushaltes gesorgt wird. In der Zwischenzeit ist man bestrebt, durch strenge Diät den Stickstoff-, Natrium- und Kaliumanfall gering zu halten und die Azidoseneigung durch spezielle Medikation auszugleichen.

Dialysepatienten sind selbstverständlich zunächst immer erwerbsunfähig. Wenn sich nach Wochen bis Monaten der Zu-

stand stabilisiert hat und nicht andere Komplikationen der
chronischen Urämie die Leistungsfähigkeit des Patienten ein-
schränken, kann er aber ohne Schaden wieder eine Erwerbstätigkeit in geringem Umfang aufnehmen, wenn nicht in seinem
Beruf, so doch in einer Tätigkeit, die seiner körperlichen und
geistigen Kapazität angepaßt werden müßte. Die wenigstens
teilweise Wiedereingliederung in den Arbeitsprozeß ist schon
aufgrund psychischer Momente eminent wichtig, gewinnt der
Kranke doch damit eine Art Lebensgefühl zurück, indem er sein
Dasein noch durch Erfüllung wenn auch minimaler Pflichten gerechtfertigt sieht.

b) Die extrakorporale intermittierende Hämodialyse
(mit einer „Künstlichen Niere")

Die Dauerbehandlung mittels Peritonealdialyse setzt noch einen
gewissen Rest an Nierenfunktion voraus (etwa eine Diurese
von 400–1000 ml/die), welcher früher oder später mit dem
Fortschreiten des Nierenleidens aber auch verlorengeht, so daß
nun der Übergang auf die extrakorporale intermittierende Dialyse mit einer künstlichen Niere notwendig ist. Diese Form der
Dialysebehandlung ist in den letzten Jahren soweit verfeinert
worden, daß sie heute als Routinemethode betrachtet werden
kann. Sie ist durch technische Verbesserungen und Rationalisie-
rungen billiger geworden und dürfte sich in naher Zukunft in
größerem Umfang möglicherweise auch als sogenannte Heim-
dialyse in Deutschland verbreiten. Natürlich ist auch die extrakorporale Hämodialyse noch mit mannigfachen Risiken und
Komplikationsmöglichkeiten belastet. Ein genaueres Eingehen
hierauf würde den Rahmen des Buches überschreiten.

Die Chancen zur Wiedererlangung einer gewissen Erwerbsfähigkeit unter extrakorporaler intermittierender
Hämodialyse liegen etwa gleich denen bei kombinierter
Behandlung.
Wenn es gelingt, Komplikationen ernsterer Art zu beherrschen und die Patienten in einem relativ stabilen Zustand zu halten, so ist in vielen Fällen eine gewisse Reha-

bilitation möglich. Wenn ein solcher Patient sowohl körperlich als geistig in der Lage und gleichzeitig auch gewillt ist, seinen Beruf oder eine den Umständen angepaßte Erwerbstätigkeit wieder teilweise oder voll aufzunehmen, sollte ihm das gestattet werden. Auf keinen Fall ist allerdings in irgendeiner Form ein Zwang auszuüben, den Patienten wieder in den Arbeitsprozeß einzugliedern! Erfahrungsgemäß ist in solchen Fällen der Arbeitswille bei Selbständigen wesentlich größer als bei Arbeitnehmern. Letztere gehören allerdings auch meist den Berufsgruppen mit vorwiegend körperlicher Tätigkeit an. Solchen Umständen wie auch generell der psychischen Stabilität muß bei einer Begutachtung der Dauerdialysepatienten stets Rechnung getragen werden.

c) Indikationen und Kontraindikationen zur (intermittierenden) Dauerdialysebehandlung

Nicht nur in Deutschland, sondern auch in medizinisch-technisch und sozialmedizinisch fortgeschrittenen Ländern wie den USA und Schweden, sind noch weitaus zu wenig Dialysezentren errichtet, so daß nur ein Bruchteil der chronisch niereninsuffizienten Patienten in den Genuß einer Dialysebehandlung kommen kann. Die Auswahl der für die Dauerdialyse in Frage kommenden Kranken muß also besonders sorgfältig getroffen werden, wobei folgende Kriterien vorrangig sind:

Generell sollten nur solche Patienten in ein Dauerdialyseprogramm aufgenommen werden, bei denen begründete Aussicht besteht, daß sie durch diese Behandlungsmethode nicht nur am Leben, sondern auch beschwerdefrei gehalten werden können und somit die Voraussetzungen gegeben sind, daß sie ihrem Leben auch wieder Sinn und Inhalt geben können. Das anzustrebende Ziel sollte also möglichst die Rehabilitation sein. Die Patienten müssen primär durch ihr Nierenleiden invalide geworden sein, nicht aber durch extrarenale Erkrankungen, die nur sekundär zur Niereninsuffizienz geführt haben. Durch die

Dialysebehandlung sollen sie zumindest in einen Zustand versetzt werden können, in dem sie sich selbst zu versorgen in der Lage sind, ohne daß sie auf dauernde Hilfe angewiesen wären (*Heinze* 1967). Grundsätzlich ist also eine Dauerdialysebehandlung bei solchen Patienten nicht indiziert, deren Grundkrankheit (etwa schwere Tuberkulose, Diabetes mit Glomerulosklerose, entzündliche Gefäßerkrankungen mit Nierenbeteiligung, hämorrhagische Diathesen; Krebserkrankungen, schwere Stoffwechsel- oder Leberkrankheiten, pyelonephritische Schrumpfnieren bei Querschnittsgelähmten usw.) auch bei Beherrschung der Niereninsuffizienz bleibende Invalidität beinhalten würde. Ernstere irreversible Komplikationen einer weit fortgeschrittenen Urämie bei primärer Nierenerkrankung stellen ebenfalls eine Kontraindikation dar: nicht beherrschbare Herzinsuffizienz, irreparable Schäden am Gefäßsystem, zerebrale Schädigungen wie durchgemachte Insulte und symptomatische Psychosen (sofern die Psychose nach einer versuchsweise befristet durchgeführten Dialysebehandlung nicht abklingt). Eine auch schwerergradige Hypertonie dagegen — sofern sie noch keine irreversiblen Herz- und Gefäßschäden nach sich gezogen hat — stellt heute keine Kontraindikation mehr dar, weil sie durch entsprechende Modifikation des Dialyseverfahrens und/oder beidseitige Nephrektomie gebessert oder beseitigt werden kann. Schließlich sind auch durch das Lebensalter Grenzen gesetzt: zur Zeit muß allgemein das 50. Lebensjahr als obere Grenze gewertet werden, andererseits können Kinder sowie jüngere Personen, die auf dauernde Versorgung durch Dritte angewiesen sind, nicht in ein Dauerdialyseprogramm aufgenommen werden. Die endgültige Auswahl sollte den Dialysezentren vorbehalten sein; Härtefälle sind nicht vermeidbar. Die Indikationsstellung wird aber individuell manchmal die grundsätzlich gezogenen Grenzen in der einen oder anderen Richtung überschreiten können.

4. Nierentransplantation

Die intermittierende Dauerdialysebehandlung soll nicht zuletzt dazu beitragen, die Patienten auf eine eventuelle Nierenüber-

tragung vorzubereiten bzw. die Zeitspanne bis dahin zu überbrücken. Während die technischen Probleme der Transplantation einer Fremd- oder Leichenniere heute kaum noch Schwierigkeiten bereiten, ist die Frage der Immunbarriere noch keineswegs gelöst. Spektakuläre Einzelerfolge (bei denen es sich meist
um Nierenspenden von nahen Blutsverwandten, insbesondere
Zwillingsgeschwistern, handelt) dürfen nicht darüber hinweg-
täuschen, daß Nierenübertragungen noch weit davon entfernt
sind, als Routinemethode bezeichnet werden zu können. Ein
terminal Niereninsuffizienter hat heute statistisch gesehen bei
rechtzeitig und konsequent durchgeführter Dauerdialysebehandlung noch eine geringgradig längere Überlebenschance als
durch eine Transplantation, wobei allerdings einschränkend berücksichtigt werden muß, daß die Transplantationsstatistiken
vorwiegend durch die primären und die nach wenigen Wochen
erfolgenden Abstoßungen belastet sind. Arbeitet eine trans-
plantierte Niere nach 9—12 Monaten noch einwandfrei und
konnten die Immunprobleme so lange überwunden werden, so
ist in vielen Fällen die berechtigte Aussicht auf längeres Leben
unter annähernd normalen Bedingungen gegeben. Wird die
Spenderniere vom Empfängerorganismus abgestoßen, so wird
der Patient wieder in das Dialyseprogramm zurückgenommen.

Etwa $^1/_2$ Jahr nach erfolgreicher Transplantation wird sich
bei den meisten Patienten der Zustand soweit stabilisiert
haben, daß unter Berücksichtigung strengster Kautelen die
Wiederaufnahme einer leichten Halbtagsarbeit möglich
ist. Zwei wesentliche Forderungen müssen dabei aber erfüllt sein: Der Patient muß sich regelmäßig ein- bis zwei-
mal wöchentlich zur Überwachung der dauernd notwendi-
gen immunsuppressiven Therapie in spezialärztliche Behandlung begeben können; am Arbeitsplatz sollten quasi
„sterile" Bedingungen herrschen, da unter Immunsup-
pression die Abwehrkräfte des Organismus weitgehend
darniederliegen, so daß auch banalste Infekte deletär
werden können. Jeder Publikumsverkehr ist also verbo-
ten, der Patient sollte unter besten klimatischen Bedingungen möglichst einen Arbeitsraum für sich allein haben

und muß sich von jeder eventuellen Infektionsquelle fernhalten können.

Für den Gutachter ist hervorzuheben, daß allgemeingültige Regeln für die Beurteilung der Erwerbsfähigkeit von Nierentransplantierten noch nicht aufgestellt werden können, da Erfahrungen auf diesem Gebiet bisher in zu geringem Umfang vorliegen. Das beträchtliche Infektionsrisiko des unter immunsuppressiver Therapie stehenden Nierentransplantierten schränkt die Möglichkeiten einer eventuellen Erwerbstätigkeit erheblich ein, so daß bei der Wiedereingliederung in den Arbeitsprozeß größte Zurückhaltung geboten ist.

Abschließend sei erwähnt, daß bei schädigungsbedingter Niereninsuffizienz eine Operationsduldungspflicht selbstverständlich nicht gegeben ist. Ein Patient, der aufgrund etwa einer unfallabhängigen Pyelonephritis urämisch wurde, kann also in keiner Form zur Duldung einer Nierentransplantation aufgefordert oder genötigt werden, auch dann nicht, wenn — vielleicht in naher Zukunft — die Prognose der Transplantation sich entscheidend bessern sollte. Andererseits muß beachtet werden, daß gerade bei der Nierentransplantation als Alternative einer Dauerdialysebehandlung die Aufklärungspflicht des Arztes in ganz besonderem Maße erfüllt werden muß, gerade deshalb, weil die Transplantation noch im Vorfeld des Experimentierens steht und im Einzelfall stets mit einer sehr unsicheren Prognose belastet ist. Erklärt sich also ein Patient zu einer Nierenübertragung bereit, so muß er insbesondere über folgende Risiken genauestens belehrt werden: Belastung durch die Operation selbst, durch die postoperative Phase mit Komplikationsmöglichkeiten besonders von seiten der meist hochdosierten Kortison- und Immuntherapie, Gefahr der primären oder sekundären Abstoßung des Transplantates, Infektgefährdung auch in späteren Zeiten.

F. Iatrogene Nierenschädigungen

Die heutige Vielfalt an diagnostischen und therapeutischen Möglichkeiten sowohl allgemein in der Medizin als auch speziell auf nephrologischem und urologischem Gebiet birgt eine Reihe von Gefahren in sich, welche u. U. Anlaß zu Schadensersatzforderungen an den Arzt geben können. Die wichtigsten Schädigungsmöglichkeiten bei diagnostischen Maßnahmen seien deshalb hier aufgeführt, sofern sie den internistischen, speziell den nephrologischen Gutachter interessieren. Therapiebedingte Nierenschädigungen sind in den entsprechenden Kapiteln abgehandelt.

1. Wasserstoß

Der „*Wasserstoß*" beim Verdünnungs- und Konzentrationsversuch nach *Volhard* sollte eigentlich aus dem Spektrum der nephrologischen Diagnostik eliminiert sein: die Verdünnungsfähigkeit der Nieren ist gegenüber der Konzentrationsleistung von geringem Interesse. Eine Niere, die konzentrieren kann, kann auch verdünnen (*Nonnenbruch* 1949); die Konzentrationsleistung der insuffizienten Niere nimmt wesentlich eher ab als die Verdünnungsfähigkeit. Der „Wasserstoß" ist in seiner Aussagekraft durch viele extrarenale Faktoren beeinflußt, er verzögert in unnötiger Weise die Konzentrationsphase des Tests und kann bei letzterer zudem falsch pathologische Ergebnisse bringen, wenn der Test routinemäßig nach 24 Stunden beendet wird. Streng kontraindiziert ist der Wasserstoß bei der Niereninsuffizienz, und zwar nicht nur in der oligurischen, sondern auch in der polyurischen Phase, da in dieser eine akute Diurese*steigerung* nur auf

osmotischem Weg, nicht aber im Sinne einer Wasserdiurese erfolgen kann. Das Wasser verbliebe also zunächst im Organismus (*Merill* 1953) und kann durch
momentane Überwässerung desselben zum Lungenödem
oder zur Eklampsie führen, vor allem bei gleichzeitiger
Hypertonie.

Im Stadium der Niereninsuffizienz (also bei kompensierender oder dekompensierter Retention) hat auch der *Konzentrationsversuch* für sich allein keine diagnostische Bedeutung mehr und ist zudem, wenn eine Zwangspolyurie
vorliegt, ebenfalls kontraindiziert. Bei der Durchführung
des Konzentrationsversuches ist zu beachten, daß Wasserverarmung einen Anstieg der harnpflichtigen Substanzen
im Blut verursachen kann und den Patienten damit u. U.
in die Urämie bringt. Der Konzentrationsversuch ist also
nur bei noch ausreichender Nierenfunktion angezeigt
(Normale Harnstoff- und/oder Rest-N-Werte!)

2. Kongorotprobe

Die *Bennholdsche Kongorotprobe* zur Diagnostik einer
renalen (oder auch allgemeinen) Amyloidose ist nicht
immer zuverlässig (z. B. durch Farbstoffverluste im Harn);
zudem sind in letzter Zeit wiederholt schwere Zwischenfälle bekannt geworden in Form anaphylaktischer Reaktionen, die in Einzelfällen zum Tod führten (*Hoerstensmeyer* 1964). Weitaus treffsicherer und zudem völlig gefahrlos ist der histologische Nachweis von Amyloid in der
Rektumschleimhaut (Knipsbiopsie nach *Missmahl* 1963)
oder gegebenenfalls im Nierenpunktat, so daß auf die
Kongorotprobe fast immer verzichtet werden kann. Ein
eventuell tödlicher Zwischenfall nach intravenöser Injektion von Kongorot wird unter Umständen zu Schadenersatzforderungen an den untersuchenden Arzt führen,
sofern er nicht den Beweis erbringen kann, daß allein

diese Maßnahme die Diagnose sichern und gezielte therapeutische Konsequenzen ermöglichen konnte. Ein solcher
Beweis ist nach unserem heutigen Wissen nicht mehr zu
führen.

3. Clearance-Untersuchungen

Die endogene Kreatinin-Clearance ist mit keinerlei Gefahren für den Patienten verbunden, es sei denn, bei Bestehen einer Niereninsuffizienz wird mit zu großer Trink-
menge „vorgeflutet"; siehe oben unter „Wasserstoß". —
Bei der Durchführung exogener Clearance-Methoden dagegen (Inulin- bzw. Thiosulfat- und PAH-Clearance) kann
es bei nicht einwandfreier Reinigung und Sterilisation der
Infusionsmaschine zu Fieberreaktionen durch in die Blutbahn gebrachte Pyrogene oder pathogene Keime kommen, bei unsachgemäßem Harnblasenkatheterismus zur
Einschleppung von Keimen mit der Möglichkeit einer
aszendierenden Harnwegsinfektion, außerdem in Einzelfällen zu allergischen oder anaphylaktischen Reaktionen
auf die infundierten Substanzen, z. B. gegen das heute
zugunsten der PAH nicht mehr verwendete Diodrast, selten einmal gegen PAH, welches durch Hämolyse und
Hämoglobinämie zu einem akuten Nierenversagen führen
kann (*Heintz* 1966). — Der untersuchende oder gutach-
tende Arzt sollte also die Indikation zur exogenen Clearance-Untersuchung streng stellen, insbesondere dann,
wenn kein routiniertes und zuverlässiges Clearance-La-
bor zur Verfügung steht. — Bei deutlicher Niereninsuffizienz (Serumkreatinin über 2 mg%) kann die Bestimmung der Inulin- und PAH-Clearance ganz unterbleiben,
da sie in diesem Stadium gegenüber der einfachen endogenen Kreatinin-Clearance keine wesentlichen Vorteile bietet, vor allem nicht in differentialdiagnostischer Hinsicht.

4. Katheterismus

Vor der kritiklosen Anwendung des *Harnblasenkatheterismus* zur Gewinnung eines sterilen Harnes sei nach-
drücklich gewarnt, vor allem, wenn sie nicht frei von mer-
kantilen Erwägungen ist, was leider häufig genug unter-
stellt werden muß (Verrechnung der instrumentellen Lei-
stung). Die Gefahr der Einschleppung von exogenen Keimen in die Harnblase mit eventueller Harnwegsinfektion
ist ungleich größer als das Risiko, einmal einen falsch
positiven Keimbefund im Harn kontrollieren zu müssen.
Die technisch einfache Gewinnung des sogenannten Mit-
telstrahlharnes nach sorgfältiger Desinfektion der Geni-
talien läßt in den meisten Fällen eine sichere bakteriologische Diagnose zu. Wenn ein positiver Keimnachweis im
Mittelstrahlharn nicht mit den klinischen Befunden korreliert und damit Verdacht auf exogene Verunreinigung
gegeben ist, kann die Untersuchung immer noch — nunmehr indiziert — mit Katheterisierung der Harnblase
wiederholt werden.

5. Urologische Untersuchungen

Zystoskopie, Uretersondierung und *retrograde Pyelographie* sind eher urologische Maßnahmen. Soweit Zwischenfälle durch diese Eingriffe den internistischen Gutachter
betreffen, sind sie in den Kapiteln „Das akute Nierenversagen" und „Die akute Pyelonephritis" abgehandelt.

6. Operative Biopsie und Blindpunktion der Niere

Die operative Freilegung einer Niere mit dem Ziel, unter
Sicht des Auges eine Probeexzision zum Zweck der histologischen Untersuchung vorzunehmen, wird vielfach noch

an Krankenhäusern durchgeführt, bei denen es — wegen der geringen Häufigkeit der Indikation — an Kenntnis und Erfahrungen der Blindbiopsie mangelt. In den letzten Jahren hat sich aber die Methode der perkutanen Nierenblindbiopsie weit verbreitet, so daß die Notwendigkeit operativer Biopsie in nur noch geringem Maß gegeben ist. Die perkutane Blindpunktion der Niere ist in den letzten Jahren technisch und methodisch so verfeinert worden, daß sie bei sachgemäßer Durchführung und unter Berücksichtigung der Kontraindikationen heute als fast gefahrlose Routinemethode angesehen werden kann (*Noltenius* und *v. Dittrich* 1962). Das Renommee der Nierenblindpunktion ist in weiten Kreisen der Ärzteschaft noch belastet durch eine Reihe teilweise tödlich verlaufener Zwischenfälle aus der Ära der Vim-Silverman-Nadel. Seit Einführung der Punktionstechnik nach *Menghini* kommen ernstere Zwischenfälle kaum noch vor. Während bei der Punktion mit der Silverman-Nadel ein größeres Gewebsstück unter Hinterlassung zerfetzter Wundränder aus der Niere quasi herausgerissen wird, hinterläßt die Menghini-Nadel einen nur etwa 2 mm weiten Punktionskanal mit glatten Wundrändern, so daß das Risiko der Verletzung von mittleren oder größeren Nierengefäßen um ein Vielfaches geringer, damit die Blutungsgefahr wesentlich vermindert ist. In unserer Klinik ist die Punktionstechnik nach *Silverman* seit 1965 zugunsten der Menghini-Methode abgeschafft; wir haben bisher bei über 350 Patienten keine ernsten Komplikationen erlebt. Postpunktionelle Mikrohämaturien sind häufig und harmlos, Makrohämaturien sahen wir selten, sie sistierten stets spontan und ohne bemerkenswerte Blutverluste; ein perirenales Hämatom, wie es bisweilen beschrieben wird, haben wir bisher nicht erlebt.

Sehr wichtig und gutachtlich eventuell von Interesse ist die Beachtung der Kontraindikationen gegen die Nierenblindbiopsie. Auf keinen Fall sollte sie vorgenommen werden bei ablehnender Haltung des Patienten bzw. der Erziehungsberechtigten (bei Minderjährigen ist unbedingt vorher schriftliche Genehmigung des Erziehungsberechtigten einzuholen!), bei Verdacht auf Zystennieren oder größere Nierenzysten, Verdacht auf Neoplasma der Niere, bei fortgeschrittener Gefäßsklerose, bei Schrumpfnieren bzw. bei chronischer Niereninsuffizienz (hier ist auch differentialdiagnostisch keine Indikation mehr gegeben), bei hämorrhagischer Diathese, Einnierigkeit (auch wenn die Funktion der Restniere ausreichend ist), bei Aneurysma der A. renalis, bei akuter Anurie, es sei denn, nur der histologische Befund kann eine Klärung der Anurie bringen und damit den Weg für das weitere therapeutische Vorgehen weisen! Eine Hypertonie ist dann Kontraindikation, wenn die Blutdruckwerte über 160 mm Hg systolisch liegen und medikamentös nicht weiter zu senken sind. Wir fordern einen Blutdruck von 160 mm Hg systolisch vor Beginn der Punktion, da erfahrungsgemäß auf emotionellem Weg der Blutdruck während der Punktionsvorbereitungen um 20—40 mm Hg (!) ansteigen kann. Eine Kontraindikation von seiten des Arztes selbst sei abschließend erwähnt, da sie bei eventuellen Schadensersatzprozessen Berücksichtigung erfahren dürfte: Die Punktionstechnik ist für den Geübten denkbar einfach, der extrapyramidale Ablauf des eigentlichen Punktionsvorgangs jedoch muß von jedem selbst erarbeitet und trainiert werden. Punktionsversuche ohne „Lehrzeit" sind unbedingt zu unterlassen.

Der Arzt sollte seine erste Nierenpunktion erst wagen, wenn er zuvor mindestens fünf Punktionen eines erfahrenen Kollegen beigewohnt hat; die ersten zehn eigenen Punktionen dürfen nur in Gegenwart und unter Anleitung eines Geübten vorgenommen werden, bis sich der Lernende mit dem Punktionsablauf, insbesondere aber mit den methodischen Wegen zum sicheren Auffinden der Nierenoberfläche, vertraut gemacht hat.

7. Röntgenkontrastmittel

Zwischenfälle bei intravenöser Anwendung von *Röntgen-kontrastmitteln* sind recht häufig in Form anaphylakti-scher Reaktionen, seltener kommt es einmal zum akuten Nierenversagen (Pyelographie, Cholezysto-, Cholangio-graphie, Arteriographien). In der Regel wird am Vortag einer solchen Untersuchung eine „Testdosis" von 2 ml verabreicht in der Absicht, eine eventuell zu erwartende Überempfindlichkeitsreaktion aufzudecken. Diese Testung bietet aber auch bei negativem Ausfall keineswegs die Garantie, daß die Verabreichung der vollen Menge des Kontrastmittels ohne Reaktion toleriert werden wird. Andererseits genügt bei vorheriger Sensibilisierung, in manchen Fällen aber ohne ersichtliche Ursache, ein Bruch-teil der Testdosis, um einen eventuell tödlich verlaufen-den anaphylaktischen Schock auszulösen. Der Arzt steht in solchen Fällen dann ungeschützt allfälligen Schaden-ersatzansprüchen gegenüber, auch wenn er — strafrecht-lich gesehen — durch eine negativ ausgefallene Vor-testung exkulpiert ist.

Ganz eindringlich sei gewarnt vor der intravenösen Pyelo-graphie zur Diagnostik einer Plasmozytom- (Myelom-) Niere: verschiedentlich sind dabei schwerste Zwischen-fälle beobachtet worden mit tödlichem akuten Nierenver-sagen aufgrund ausgedehnter tubulärer Nekrosen (*Bartels* et al. 1954; *Myrhe* et al. 1956; *Moeller* 1968).

G. Anleitung zur gutachtlichen Untersuchung Nierenkranker

Nach unseren Erfahrungen in der nephrologischen Gut-achterpraxis werden bei Untersuchung Nierenkranker häufig einerseits unnötige Maßnahmen durchgeführt, an-

dererseits wesentliche Parameter außer acht gelassen, so
daß es für den Nachgutachter bisweilen unmöglich ist, aus
gegebenen Vorbefunden eine exakte Diagnose abzulei-
ten. Endgültige Verwirrung kommt schließlich dann zu-
stande, wenn sich mißverstandene Begriffe, Synonyme und
Nomenklaturen zu unvollständigen Befunden gesellen.
Generell muß gesagt werden, daß auch die ambulante Begutachtung eines Nierenkranken sich über wenigstens
24 Stunden erstrecken sollte, damit die Beurteilung eines
24-Stunden-Harnes ermöglicht wird. Ein Gutachten mit
Röntgenuntersuchung und Inulin-PAH-Clearance bean-
sprucht drei volle Tage, mit zusätzlicher Nierenbiopsie
5—6 Tage stationären Aufenthaltes.
Bei ambulanter Begutachtung wird dem Patienten vorher
mitgeteilt, daß er am Vortag der Untersuchung ab 17 Uhr
dursten und ab 20 Uhr nüchtern bleiben sowie zwei Harn-
portionen (Mitternacht- und Morgenharn) getrennt in
Fläschchen mitbringen müsse. Damit ist ein brauchbarer
Konzentrationsversuch bereits durchgeführt. Der Urin-
status wird aus dem mitgebrachten Morgenharn erstellt,
in den folgenden 24 Stunden wird für die Biuretreaktion
der gesamte Harn gesammelt. Am Morgen der Untersuchung erfolgen Exploration und körperliche Untersuchung, Blutentnahmen und das i.v.-Pyelogramm, Ekg usw.;
darauf bleibt genügend Zeit für die endogene Kreatinin-
Clearance und eventuelle Zusatzuntersuchungen.
Folgende Parameter sollten bei der Untersuchung berücksichtigt werden:
Körperliche Untersuchung: Größe, Gewicht, Hautkolorit,
Fötor; Tonsillen, Gebiß; Augenhintergrund; Herz- und
Kreislaufuntersuchung einschließlich Elektrokardiogramm
und Blutdruckmessung im Liegen, Sitzen und Stehen (vor
allem, wenn antihypertensive Behandlung läuft), Beachtung kardialer Dekompensationszeichen; Ödeme; Fußpulse; gegebenenfalls Suche nach Tophi; palpatorische
bimanuelle Untersuchung der Nierenlager.

Blutuntersuchungen: Großes Blutbild, Hämatokrit, Blutkörperchensenkungsgeschwindigkeit; Harnstoff (bzw. Rest-N oder Harnstoffstickstoff), Harnsäure; Kreatinin (wichtiger als Harnstoff!); Cholesterin, Elektrolyte (Natrium, Kalium, Kalzium, eventuell Chlor); saure Serumphosphatase; Gesamteiweiß und Elektrophorese; gegebenenfalls Azidimetrie oder wenigstens Alkalireserve; bei Urolithiasis: alkalische Serumphosphatase, anorganisches Phosphat.

Harnuntersuchungen: Menge, spezifisches Gewicht (nach Möglichkeit Konzentrationsversuch), pH-Messung, Bechersche Zahl (bei nur *einem* Wert zweifelhaftes Urteil); Eiweiß qualitativ, gegebenenfalls quantitativ (Teststäbchen für Gutachten zu ungenau!); Zucker; gegebenenfalls Sulkowitschprobe. Sediment möglichst mit Zellauszählung. Grießsche Probe. Harnkultur mit Antibiogramm aus dem Mittelstrahlharn, möglichst auch quantitative Keimzählung.

Clearance-Untersuchungen: Die endogene Kreatinin-Clearance kann gegebenenfalls ohne technischen Mehraufwand mit einer endogenen Harnsäure- und/oder Phosphat-Clearance kombiniert werden. Die Inulin- und PAH-Clearance werden einem Kliniklabor vorbehalten bleiben. Die *Phenolrotprobe* ist wegen ihrer einfachen Durchführbarkeit weit verbreitet und dient zur semiquantitativen Erfassung der sekretorischen Leistungsfähigkeit des Tubulusapparates. Die Methode ist aber mit zu vielen Fehlerquellen behaftet und keinesfalls als exakte Clearance-Untersuchung anzusehen. Falsch positive oder falsch negative Ergebnisse sind in einem so hohen Prozentsatz zu erwarten, daß nur bei schweren tubulären Störungen eine verläßliche Aussage möglich ist. Bei feineren Veränderungen der Tubulusfunktion stiftet die Phenolrotprobe nur Verwirrung und sollte als Parameter für eine gutachtliche Nierenfunktionsprüfung nicht herangezogen werden. In unserer Klinik wird der Test nicht mehr durchgeführt.

Über den Aussagewert und die Gefahren der Kongorotprobe haben wir auf S. 110 gesprochen. An ihrer Stelle empfehlen wir zum Amyloidnachweis die auch ambulant einfach vorzunehmende *Rektumbiopsie*, die gerade bei gutachtlicher Fragestellung eine exakte Aussage ermöglicht (*Missmahl* 1963).

Röntgenuntersuchungen: Thorax. — Die Durchführung des i.v.-Pyelogramms muß dem Funktionszustand der Nieren angepaßt werden: bei (vermutlich) normaler Nierenfunktion übliches Vorgehen; bei Retention mit einem Serumkreatinin von 2—7 mg% ist ein Infusionsurogramm erforderlich, bei stärkerer Retention ist kaum eine für exakte Hohlraumbeurteilung ausreichende Kontrastmitteldichte zu erwarten und ein i.v.-Pyelogramm besser zu unterlassen. Man begnügt sich dann mit einem Nierenleertomogramm zur Bestimmung der Nierengröße und -form. Die Tomographie sollte aber auch bei guter Kontrastmittelausscheidung ergänzend herangezogen werden, da Überlagerungen durch Darminhalt, Leberschatten usw. häufig die Hohlraumbeurteilung, insbesondere aber die Bestimmung der Nierengrenzen erschweren. Eine Stehaufnahme zur Erfassung der Nierentopographie (Nephroptose, Ureterabknickung durch Vas aberrans) sowie zur Beurteilung von Füllungszustand und Form der Harnblase sollte auf jeden Fall angeschlossen werden. — Näheres siehe bei *Dietler* 1967.

Spezielle diagnostische Maßnahmen:

Die *retrograde Pyelographie* ist stets erst *nach* der intravenösen durchzuführen und nur dann, wenn i.v.- oder Infusionsurogramm keine ausreichende Befunderklärung erbracht haben. Bei fehlender oder ungenügender Kontrastmittelausscheidung im i. v.-Pyelogramm aufgrund einer Niereninsuffizienz sollte die retrograde Füllung nur dann angeschlossen werden, wenn berechtigter Verdacht auf das Vorliegen einer obstruktiven Nephropathie gegeben ist.

Bei gezielter Fragestellung ist das *Nierenszintigramm* eine wertvolle Bereicherung der Nierendiagnostik: es ermöglicht oder ergänzt die Aufdeckung von umschriebenen Paremchymdefekten (Zysten, Infarkt, Minderdurchblutung), Einschränkungen der sekretorischen Fähigkeit, Lage- und Größenanomalien; schließlich kann sie noch die röntgenologisch „stumme" Niere darstellen. Die Untersuchung ist zudem mit geringem Zeitaufwand, erschwinglichen Kosten und minimaler Strahlenbelastung verbunden (Niere weniger als 2 rad, Ganzkörper unter 0,5 rad; Gonadendosis 5 % derjenigen des i.v.-Pyelogramms); sie ermöglicht eine ausreichende Diagnostik bei Kontrastmittelallergie und ist selbst Schwerkranken zumutbar (*Uthgenannt* 1965; *Weissenstein* und *Felkl* 1965).

Der Wert der *Isotopennephrographie* wird allgemein recht unterschiedlich beurteilt, generell sind ohnehin nur qualitativ-analytische Aussagen möglich (*Sieberth* und *Mertz* 1965). Durch nicht genau differenzierbare Überschneidungen der einzelnen Kurvenabschnitte des Nephrogramms ist auch seine Interpretation beeinträchtigt. Im Vergleich zu der Aussagekraft anderer Funktionsproben scheint die Isotopennephrographie keine geeignete Methode zur exakten Nierendiagnostik darzustellen, auch dann nicht, wenn sie nur ergänzend hinzugezogen wird. Gutachtliche Äußerungen, die sich vornehmlich auf diese Methode stützen, sollten unterbleiben bzw. nicht bewertet werden.

Das *Retropneumoperitoneum* mit oder ohne Pyelographie und/oder Tomogramm dient in erster Linie der Nierentumordiagnostik, desgleichen die *Renovasographie*, welche vornehmlich zur Darstellung von Gefäßanomalien und -erkrankungen der Nieren herangezogen wird.

Die *Nierenbiopsie* darf — unter strenger Beachtung der oben (S. 112) aufgeführten Kontraindikationen — nur stationär durchgeführt werden. Sie ist bei diffusen Nieren-

erkrankungen indiziert, wenn die diagnostischen Routine-
methoden keine eindeutige Beurteilung erlauben, was
insbesondere der Fall sein wird bei nephrotischem Syndrom, Amyloidose, Kollagenkrankheiten, diabetischer
Glomerulosklerose usw. sowie bei den häufigen mono-
symptomatischen Erythrurien und leichten Proteinurien,
welche sich durch die übrigen Untersuchungen diagno-
stisch nicht einordnen lassen. Schließlich ist sie unentbehr-
lich zur Verfolgung eines Kranheitsverlaufes unter diffe-
renter Therapie (etwa Steroid- oder Immuntherapie) und
zur Beurteilung einer Ausheilung mit oder ohne Restsymptome.

II. DIE HOCHDRUCKKRANKHEITEN

Definition und Allgemeines

Der Bluthochdruck bzw. die Hypertonie ist definiert als andauernde die Norm überschreitende Steigerung des arteriellen Mitteldruckes. Der Begriff der Blutdrucknorm darf wegen der großen physiologischen Schwankungsbreite nicht in ein tabellarisches Schema gepreßt werden, insbesondere sollte die starre Formel „Systolischer Normblutdruck = 100 + Lebensalter" fallen gelassen werden, da sie falsch ist. Ein mehrmals gemessener diastolischer Blutdruck von mehr als 90—95 mm Hg ist immer als pathologisch anzusehen, und zwar unabhängig vom Alter. Die obere Normgrenze des systolischen Blutdrucks dagegen korreliert in gewissen Grenzen mit dem Lebensalter: bei jüngeren Individuen sind Werte über 140, bei älteren über 160 mm Hg systolisch als krankhaft anzusehen. Ein 90jähriger mit einem Blutdruck von 170 mm Hg ist also in der Regel als Hypertoniker zu betrachten (Ausnahmen: Erfordernishochdruck bei sklerotisch bedingtem Verlust der Windkesselfunktion), ein Gleichaltriger mit einem Blutdruck von 130 mm Hg systolisch andererseits nicht unbedingt als hypoton zu bezeichnen. — Modifiziert nach einer Empfehlung der WHO nehmen wir eine Hypertonie an, wenn der Blutdruckwert systolisch über 140—160 mm Hg (je nach Lebensalter) und/oder diastolisch über 90—95 mm Hg liegt.

Bei der Beurteilung, vornehmlich aber bei der *Begutachtung* eines Hypertonikers darf die Diagnose *keinesfalls* aus einer *einmaligen Messung* gestellt werden, da individuelle und insbesondere Spontanschwankungen ein völlig falsches Bild vermitteln können. Der Gutachter sollte den Blutdruck bei einem Hypertoniker am Anfang, während

und am Schluß der Untersuchung im Liegen, Sitzen und
Stehen messen. In den meisten Fällen ist erst bei der drit-
ten Messung der reelle Wert zu finden (der gewöhnlich
niedriger als bei der ersten Messung ausfällt). Da aus unbekannter Ursache bei 20 % aller — auch gesunden —
Individuen Druckdifferenzen zwischen beiden Armen bis
zu 15 (selten 20) mm Hg bestehen, sollte der Blutdruck
stets am selben Arm gemessen werden, und zwar an dem
mit höherem Druck.

So einfach die Blutdruckmessung nach *Riva-Rocci* scheint, sie
enthält doch einige Fehlermöglichkeiten: zu lockeres Anlegen
der Armmanschette bzw. mangelhafte Luftentleerung vor dem
Anlegen und erneuten Aufpumpen bringt zu hohe Werte. Bei
adipösem oder muskulösem Oberarm umschließt das Luftpolster
der Manschette nur einen Teil des Umfanges, es werden ebenfalls (bis zu 40 mm Hg!) überhöhte Werte gemessen, so daß in
solchen Fällen eine breitere und längere (Bein-) Manschette verwendet werden muß. Bei besonders kräftigen Oberarmen (Umfang über 40 cm) muß aber auch dann noch eine Differenz von
10—20 mm Hg zwischen gemessenem und reellem Blutdruck
angenommen werden. — Liegt die in der Ellenbeuge auskul-
tierte Arterie sehr oberflächlich (insbesondere bei sehr schlan-
ken Individuen), so kann bei zu starkem Aufdrücken des Stetho-
skops auf die Arterie ein falsch niedriger diastolischer Blutdruck
(u. U. von 0 mm Hg) gemessen werden, da das Stethoskop die
Arterie komprimiert, wobei selbstverständlich kein Verschwinden der *Korotkoff-Töne* erwartet werden kann. Des weiteren
muß darauf geachtet werden, daß die Hg-Säule vertikal steht;
eine Neigung der Säule um 30 Grad ergibt einen um etwa 18 %
überhöhten Blutdruckwert!

Einteilung der Hypertonien

Der Gutachter hat bei der Unterteilung der Hypertonien
mehrere Prinzipien zu berücksichtigen: Neben Klinik und

Ätiologie müssen Unterschiede im Schweregrad, im Verlauf und in der Hämodynamik beachtet werden.

Man teilt die Hypertonieformen (in Anlehnung an *Hegglin* 1963) nach klinischen und ätiologischen Gesichtspunkten folgendermaßen ein:

A. Die primäre oder essentielle Hypertonie
B. Die sekundären Hypertonien
    1. Renale und renovaskuläre Hypertonien
    2. Kardiovaskuläre Hypertonien
    3. Endokrine Hypertonien
    4. Neurogene Hypertonien.

Schwierig, da vom subjektiven Urteil des einzelnen Untersuchers abhängig, ist die Klassifizierung des Schweregrades einer Hypertonie. Eine Ausrichtung nach den Blutdruckwerten allein würde der Gesamtsituation, der eventuellen Grundkrankheit und den individuell verschiedenen Auswirkungen auf den Organismus nicht gerecht werden. Da die essentielle Hypertonie die weitaus häufigste Form des Bluthochdruckes darstellt und bei ihr bestimmte Kriterien auch prognostische Schlüsse zulassen, möchten wir für die Begutachtung des Hypertonikers die von *Schettler* 1969 gegebene Einteilung in vier Schweregrade des Blutdrucks empfehlen:

Grad I: Leichte, meist labile Hypertonie; vorwiegend passagere Blutdrucksteigerungen; keine Organkomplikationen, keine oder nur unwesentliche Augenhintergrundsveränderungen. — Ruheblutdruck an oder wenig über der oberen Normgrenze.

Grad II: Stärkere Hypertonie mit diastolischen Drucken von 110—125 mm Hg; spürbare subjektive Beschwerden: Kopfschmerzen, Schwindel, Müdigkeit, Angina pectoris, Dyspnoe; am Augenhintergrund fortgeschrittene Gefäßveränderungen; Organveränderungen noch nicht manifest.

Grad III: Schwere Hypertonie mit diastolischem Anstieg auf 125—140 mm Hg; deutliche Organkomplikationen; retinale Blutungen und Exsudate.

Grad IV: Er entspricht der malignen Verlaufsform der Hypertonie (siehe unten); hohe diastolische Blutdruckwerte, Nierenbeteiligung (eventuell bis zur Niereninsuffizienz) und Papillenödem stehen im Vordergrund.

Nach dem Verlauf ist die *benigne von der malignen* Form der Hypertonie zu unterscheiden. Wie bei der Arteriolosklerose der Nieren besprochen (S. 59 ff.), ist der Übergang von der benignen in die maligne Phase des Bluthochdrucks anzunehmen, wenn die diastolischen Blutdruckwerte konstant über 110—130 mm Hg liegen und gleichzeitig Fundusveränderungen nach *Thiel III* oder *IV* gefunden werden. Unabhängig von der Ätiologie kann jede Art der Hypertonie zu jedem Zeitpunkt in die maligne Verlaufsform einmünden. Der Übergang in die maligne Phase erstreckt sich oft über einen relativ kurzen Zeitraum und ist klinisch gekennzeichnet durch stärkere Kopfschmerzen, Schwindelerscheinungen, Sehstörungen verschiedener Grade, Leistungsabfall, Gewichtsverlust usw.— Ohne rechtzeitig einsetzende intensive Blutdrucktherapie stellen sich rasch Komplikationen ein, in erster Linie von seiten des Herzens (Linksinsuffizienz bis zum akuten Lungenödem, Herzinfarkt) und des Gefäßsystems (zerebrale Blutungen). Eine Nierenbeteiligung wird man bei der malignen Hypertonie aufgrund der sich früher oder später entwickelnden Arteriolosklerose bzw. -nekrose stets finden, sie geht aber nur selten (in 7—8 % der Fälle nach *Clawson* 1941 bzw. *Goldring* und *Chasis* 1944) so weit, daß das weitere Schicksal des Hochdruckkranken durch eine terminale Niereninsuffizienz besiegelt wird.

Die Einteilung der Bluthochdruckformen nach *hämodynamischen* Gesichtspunkten ist für den Gutachter von sekundärem Interesse. Man unterscheidet den Minutenvolumen-, den Widerstands- und den Elastizitätshochdruck. Soweit gutachtlich, insbesondere prognostisch bedeutsam, werden die hämodynamischen Eigenheiten einer Hypertonie in den einzelnen Unterabschnitten besprochen.

Die Begriffe „labile" und „fixierte Hypertonie" beziehen
sich auf spontane Schwankungen der Blutdrucklage bzw.
auf die dabei zu messenden Minimalwerte: bei der labilen
Hypertonie findet man in oft raschem Wechsel völlig normale neben eindeutig pathologischen Blutdruckwerten,
die fixierte (oder nach *Schettler* [1969] „stabile") Hypertonie ist gekennzeichnet durch andauernd krankhaft erhöhte Werte. Aus der Bezeichnung labil oder fixiert sind
weder differentialdiagnostische Schlüsse möglich, noch
sagen diese Begriffe etwas aus über die Möglichkeiten
der therapeutischen Einstellung einer Hypertonie.

Häufigkeit

Die essentielle Hypertonie liegt unter allen Formen des
Bluthochdrucks weitaus an erster Stelle, die statistischen
Angaben schwanken zwischen 80 und 95 %. Bei einer Aufstellung von *Hauss* und *Losse* (1962) ergab sich folgende
Verteilung: Essentielle Hypertonie 80,3 %, renale 14,07 %,
endokrine 3,2 %, kardiovaskuläre 1,62 %, neurogene
0,81 %.

A. Primäre oder essentielle Hypertonie

Die Diagnose einer essentiellen Hypertonie stellt stets
eine Ausschlußdiagnose dar; sie kann nur dann angenommen werden, wenn alle anderen — sekundären — Formen
des Bluthochdrucks differentialdiagnostisch ausgeschlossen sind. Die essentielle Hypertonie ist die häufigste
Krankheit des Menschen überhaupt und deshalb von emi-
nenter sozialer Bedeutung. Die Literaturangaben über die
Morbidität der essentiellen Hypertonie schwanken zwi-

schen 1 bis knapp 5 %/o der Bevölkerung, vom 5. Dezennium an etwa 25 %/o; statistisch gesehen stirbt von allen über 40jährigen Menschen ¼ an den Folgen einer primären Hypertonie.

Die Klassifizierung einer essentiellen Hypertonie als „schicksalsbedingtes Leiden" ist dann mit Recht angebracht, wenn eine erbliche Belastung nachweisbar ist. Die Vererbbarkeit einer Hypertoniebereitschaft gilt als erwiesen, wobei die Einzelfaktoren des Erbganges noch nicht geklärt sind. Die Manifestation einer essentiellen Hypertonie bei ererbter Bereitschaft wiederum dürfte auch von nicht erblichen Faktoren abhängen; an solchen Risikofaktoren sind vornehmlich zu nennen die Übergewichtigkeit, die Wohlstandsernährung, Nikotinabusus und nicht zuletzt psychische Momente (*Hoff* 1962; *Wollheim* und *Moeller* 1960; *Staehelin* 1964 und 1965).

Pathogenetisch liegt der essentiellen Hypertonie eine Erhöhung des arteriellen Widerstandes zugrunde, der — im peripheren Kreislaufgebiet — durch den Gefäßtonus der Arteriolen bestimmt wird. Oft ist dieser Erhöhung des peripheren Gefäßwiderstandes aber auch ein Elastizitätsverlust der Arterien beigesellt. Die pathogenetischen Einzelfaktoren, welche durch ihr Eingreifen an irgendeiner Stelle des Blutdruckreglersystems schließlich zur Steigerung des peripheren Widerstandes und damit zur essentiellen Hypertonie führen, sind in ihren Zusammenhängen noch nicht völlig geklärt. Neurogene, inkretorische und Mineralhaushaltsstörungen werden in erster Linie diskutiert; manche Autoren (z. B. *Goldblatt* 1937) nehmen als Ursache auch der essentiellen Hypertonie eine primär renale, klinisch aber nicht faßbare Störung an.

Die *klinische* Symptomatologie der essentiellen Hypertonie ist recht unterschiedlich, in ihrer Ausprägung keineswegs von der absoluten Blutdruckhöhe abhängig und führt wegen ihrer graduellen Unterschiede die Patienten häufig erst spät zum Arzt. So wird ein großer Teil der essentiellen Hypertonien zufällig anläßlich einer Einstellungsuntersuchung oder bei ähnlichen Gelegenheiten entdeckt, so daß der Beginn der Erkrankung oft nicht mehr festgelegt werden kann. Das Manifestationsalter einer essentiellen Hypertonie liegt gewöhnlich im 4.—5. Dezennium, das Auftreten einer Hypertonie vor dem 30. und nach dem 50. Lebensjahr legt den Verdacht auf eine sekundäre Hochdruckform nahe. Nach *Beechgaard* (1960) stehen bei Hypertonikern, die seit mehr als zehn Jahren an einer essentiellen Hypertonie leiden, folgende Symptome im Vordergrund: Belastungsdyspnoe in 42 %, Nervosität in 35 %, Palpitation in 32 %, Schwindel in 30 %, Präkordialschmerzen in 26 %, Kopfschmerzen in 23 %, Angina pectoris und Depressionen in je 7 %, Ruhedyspnoe in 4 %, Enzephalopathie und Nasenbluten in je 3 % der Fälle. Ein recht großer Teil leidet also unter den Folgen der sekundären Herzinsuffizienz; neben der Luftnot bei Belastung oder auch schon in Ruhe wird man bei diesen Patienten auch andere kardiale Symptome finden, welche häufig nicht spontan angegeben werden, etwa Nykturie, Husten aufgrund einer chronischen Stauungsbronchitis usw. — Die von *Volhard* gegebene Charakterisierung des „roten Hochdrucks" trifft für einen großen Teil der Fälle zu: plethorisches Aussehen bei pyknischem Habitus. Viele Patienten mit essentieller Hypertonie lassen aber diesen Aspekt völlig vermissen; man findet häufig genug auch blasse, eher leptosome Individuen, so daß aus dem äußeren Aspekt des Hochdruckkranken keine differentialdiagnostischen Schlüsse bezüglich der Hochdruckform gezogen werden dürfen. Desgleichen hüte man sich, das Vorliegen eines stark erhöhten diastolischen Blutdruckes als typisches Kriterium einer renalen Hypertonie zu betrachten, umgekehrt bei isolierter systolischer Blutdruckerhöhung mit normalen diastolischen Werten apodiktisch die renale Genese zugunsten der essentiellen oder einer anderen Form der Hypertonie abzulehnen.

Verlauf der essentiellen Hypertonie: Über Jahre bis Jahrzehnte durchläuft die Krankheit zunächst ein Stadium, das durch vorwiegend funktionelle Gefäßveränderungen charakterisiert ist: die Arteriolen sind chronisch funktionell verengt und erzeugen so den erhöhten Widerstand, der die Grundlage des Widerstandshochdrucks bildet. Zahlreiche Theorien versuchen zu erklären, *warum* es zu dieser funktionellen Engerstellung der Arteriolen kommt. Bei den meisten Autoren (insbesondere *Wollheim* und *Moeller* 1960; *Staehelin* 1964, 1965; *Hoff* 1962; *Alexander* 1950) herrscht Übereinstimmung darüber, daß hier neben hereditär-konstitutionellen Faktoren psychosomatische bzw. emotionelle Komponenten, anders formuliert der „zivilisatorische Stress", an den sich der moderne Mensch nicht zu adaptieren vermag (*Alexander* 1950; *Schulze* und *Schwab* 1936), eine ganz wesentliche Rolle spielen. — Hat die Phase der rein funktionellen Gefäßveränderungen lange genug angehalten (sie entspricht dem labilen Initialstadium der Hypertonie und ist anfangs schwer von einer hypertonen Regulationsstörung — siehe unten — zu unterscheiden), so kommt es allmählich zu den irreversiblen Gefäßschädigungen, welche die essentielle Hypertonie charakterisieren und dann eigenständig-somatisch den weiteren Krankheitsverlauf bestimmen: die „Emotion" mit funktionellen Störungen führt zur „Läsion", d. h. zur schweren organischen Erkrankung (*Staehelin* 1964, 1965; *Cannon* und *Britton* 1926; *Selye* 1946, 1953; *Delay* 1961; *Alexander* 1950).

Der Eintritt in diese Phase deckt sich im allgemeinen mit dem Übergang von der labilen in die fixierte bzw. stabile Hypertonie, deren Niveau über Jahre hinweg mehr oder weniger konstant bleiben kann, wobei sich dann aber allmählich zunehmend (und abhängig von der medikamentösen Einstellung des Blutdruckes!) die Aus- und Rückwirkungen der Hypertonie auf den Gesamtorganismus bzw. auf einzelne Organe oder Organsysteme entwickeln.

128

Die Folgeerscheinungen der Hypertonie im Organismus
seien kurz skizziert, da sie es sind, die schließlich den
Verlauf der Krankheit, die Prognose und selbstverständlich auch die Arbeits- und Erwerbsfähigkeit des Kranken
bestimmen.

Herz: Die vom Herzen chronisch geforderte vermehrte
Druckarbeit kann mit zunehmender Dauer der Hypertonie
nur durch Kompensationsvorgänge garantiert und aufrechterhalten werden: der linke Ventrikel hypertrophiert
(und dilatiert später) und kann mit dieser Vermehrung
seiner Muskelmasse die gesteigerte Arbeitsleistung so
lange gewährleisten, bis — beim Erreichen des sogenannten „Kritischen Herzgewichtes" — die koronare Durchblutung zunächst relativ, früher oder später (je nach Entwicklung einer Koronarsklerose) auch absolut insuffizient
wird. — Eine Herzinsuffizienz wird sich also bei jedem
Hypertoniker nach Jahren oder Jahrzehnten einstellen;
koronarsklerotische Durchblutungsstörungen bedingen eine zunehmende Myokardschädigung. Linksherzversagen
mit Lungenödem sowie Herzinfarkt sind bei unbehandelter essentieller Hypertonie neben den zerebralen Komplikationen die häufigste Todesursache.

Das Ausmaß der Herzbeteiligung — Hypertrophie, Ver-
änderung der Muskelmassenrelation, Koronarinsuffizi-
enz — ist elektrokardiographisch und röntgenologisch
zu erfassen.

Gehirn: Komplikationen von seiten des ZNS sind mit die
häufigste Todesursache der essentiellen Hypertonie, insbesondere der benignen Verlaufsform. 30—40 % der Patienten sterben an zerebrovaskulären Folgen der Hypertonie wie Hirninfarkt oder Massenblutung. Die länger bestehende essentielle Hypertonie führt an den kleinen
Hirngefäßen (Arteriolen und Präkapillaren) zu typischen
Wandveränderungen, die in einer Hyalinose bestehen:
beginnend mit einer Endothelverquellung, ergreift die
Hyalinose alle Wandschichten der kleinen Gefäße, ver-

mindert deren Elastizität und läßt umschriebene Erweiterungen und Mikroaneurysmen entstehen. Hier kann es dann zunächst zu Blutungen in die Gefäßwand kommen, darauf zur Gefäßruptur und zur *zerebralen Massenblutung* (der renale Bluthochdruck führt dagegen meist zu enzephalomalazischen Prozessen).

Prädilektionsstellen der zerebralen Gefäßschäden bei essentieller Hypertonie sind vor allem die mechanisch am meisten beanspruchten Arterien des Großhirns (striolentikuläre Äste aus der A. cerebri media), weniger der Brücke und des Kleinhirns. Der größte Teil der Massenblutungen ereignet sich durch Ruptur der A. lenticulostriata („Arterie des Schlaganfalles") mit Eindringen in die Stammganglien und die innere und äußere Kapsel und entsprechenden neurologischen Ausfällen. Zur zerebralen Massenblutung kommt es in erster Linie bei der malignen Form der essentiellen Hypertonie.

Bei der benignen Form dagegen stehen die *Hirninfarkte* durch thrombotischen Verschluß der mittleren und größeren Hirnarterien im Vordergrund. Hirninfarkte sind etwa viermal so häufig wie Massenblutungen. Die Hirndurchblutung ist wegen der relativ guten Kollateralenversorgung oft lange Zeit kompensiert; durch passagere extrazerebrale Einschränkung der Durchblutung kommt es häufig zu *intermittierenden zerebralen Ischämien* mit flüchtigen und meist reversiblen neurologischen Ausfällen, im süddeutschen Sprachgebrauch sehr treffend mit „Schlägle" bezeichnet. Diese passageren Insulte stellen aber ein Alarmsymptom dar und sind als Vorboten eines Hirninfarktes aufzufassen, so daß die Kranken möglichst umgehend einer entsprechenden Diagnostik und Behandlung zugeführt werden müssen (z. B. operative Beseitigung einer Karotisstenose oder -thrombose).

Bei der essentiellen Hypertonie (aber auch bei anderen Hochdruckformen) beobachtet man bisweilen ein akutes neurologisches Syndrom, welches mit starken Kopfschmerzen einsetzt, über eine Phase wechselnder Somnolenz in tiefe Bewußtlosigkeit übergeht und zu generalisierten Krampfanfällen führt. Gleichzeitig besteht ein krisenhafter Blutdruckanstieg, der wahrscheinlich die Ursache dieser *„akuten Hochdruckenzephalopathie"* mit Hirnödem (Stauungspapille) ist. Das Syndrom ist meist spontan reversibel.

Nieren: Wie schon im Kapitel „Arteriolosklerose und -nekrose der Nieren" (S. 59) dargelegt, kommt es bei der essentiellen Hypertonie erst verhältnismäßig spät zu einer Beeinträchtigung der Nierenfunktion. Auch bei stärker ausgeprägten benignen Hypertonien von längerer Dauer findet man bei der Clearance-Untersuchung zunächst nur eine Erhöhung der Filtrationsfraktion bei im Normbereich liegender Inulin- und PAH-Clearance, später dann eine Einschränkung erst des Nierenplasmastroms, dann auch der glomerulären Filtration bei weiterhin erhöhter Filtrationsfraktion, gleichzeitig zunehmend andere klinische Zeichen der Nierenbeteiligung, bei der benignen Hochdruckform aber relativ selten bis zur Niereninsuffizienz gehend. Die maligne Verlaufsform der essentiellen Hypertonie dagegen führt häufig zur Arteriolonekrose der Nieren, damit auch zu rascher und ausgeprägterer Niereninsuffizenz.

Die Prognose der essentiellen Hypertonie hat sich unter der modernen hypotensiven Therapie ganz entscheidend gebessert. Während nach fünf Jahren einer unbehandelten essentiellen Hypertonie der Schweregrade III und IV nur noch knapp 5 % der Patienten am Leben sind, erhöht sich die Fünfjahresüberlebensquote bei den adäquat behandelten Hypertonikern auf 50—60 %; entsprechend länger vermag ein Hypertoniepatient im Arbeitsprozeß zu verbleiben, wenn konsequente ärztliche Behandlung und Beobachtung gewährleistet sind.

Beurteilung der essentiellen Hypertonie: Die Diagnose der essentiellen Form einer Hypertonie gründet sich, wie oben gesagt, auf dem Ausschluß einer anderen — sekundären — Hochdruckform. Bei der Vielfalt der differentialdiagnostischen Möglichkeiten bzw. der erforderlichen diagnostischen Maßnahmen wird wohl in den meisten Fällen eine längere stationäre Untersuchung des Patienten unumgänglich sein. Da das Herz bei jeder Form der Hypertonie in Mitleidenschaft gezogen ist, wird sich die Beurteilung eines Patienten mit essentieller Hypertonie nicht nur an den gemessenen Blutdruckwerten, sondern gleichzeitig an dem Zustand und der Leistungsfähigkeit seines Herzens orientieren müssen, während bei den meisten sekundären Hypertonien die Grundkrankheit für die Gesamtbeurteilung maßgebend sein wird.

Berufs- und Erwerbsfähigkeit: Eine labile Hypertonie mit nur mäßig erhöhten Blutdruckwerten bei Belastung und fehlender oder geringer Steigerung in Ruhe ohne Organkomplikationen und ohne Augenhintergrundsveränderungen (Grad I S. 123) bedingt keine Berufs- oder Erwerbsunfähigkeit; allenfalls ist von schweren akuten körperlichen Belastungen abzuraten, ebenso von Arbeiten in großer Hitze oder unter direkter Sonnenbestrahlung. Die gute therapeutische Beeinflußbarkeit dieser labilen Form der essentiellen Hypertonie erlaubt den Patienten eine Lebens- und Arbeitsweise ohne wesentliche Beeinträchtigung.

Ist der Bluthochdruck fixiert und/oder besteht eine dauernde Erhöhung des diastolischen Druckes auf Werte von 110—125 mm Hg, so finden sich neben deutlichen subjektiven Beschwerden auch schon Rückwirkungen auf andere Organe, insbesondere eine vermehrte Herzbelastung sowie Gefäßveränderungen am Augenhintergrund (Grad II S. 123). Hier sind dann schwere Arbeiten nicht mehr zumutbar, desgleichen solche, die mit häufigem Bücken und Heben, mit Temperaturschwankungen (insbesondere Hitze) und mit psychischem Druck (Fließband-, Akkordarbeiten) verbunden sind. Auch Schichtarbeit kann nicht mehr verlangt werden, da in diesem Stadium der Hypertonie eine geregelte Lebensweise ohne Störungen des Tagesrhythmus anzustreben ist. Man wird hier also schon häufiger eine Umschulung bzw. Berufswechsel vorschlagen müssen zur Erhaltung der Erwerbsfähigkeit.

Finden sich (Grad III S. 123) bei starker diastolischer Blutdruckerhöhung — konstant über 125 mm Hg — bereits manifeste Organveränderungen wie Herzhypertrophie, Zerebral- und Koronarsklerose, schwerer Augenhintergrundsbefund, so wird in den meisten Fällen Erwerbsunfähigkeit vorliegen, es sei denn, durch intensive — notfalls stationäre — Therapie wird eine wesentliche Besserung des Zustandes erzielt, die auch während eines Arbeitsversuches anhält. Auf jeden Fall dürften in diesem Stadium aber nur noch leichte körperliche Arbeiten, vornehmlich im Sitzen und in geschlossenen Räumen möglich sein, gegebenenfalls halbtags, zumindest aber unter Gewährleistung längerer Arbeitspausen (etwa für einen Mittagsschlaf).

Die maligne Hypertonie mit ihren mannigfachen Organkomplikationen, gegebenenfalls mit Nierenbeteiligung (Grad IV S. 124), bedingt absolute Erwerbsunfähigkeit. Herzinsuffizienz, Gefahr anderer kardialer (Infarkt) sowie zerebraler (Massenblutung) Komplikationen und schwere Beeinträchtigung des subjektiven Befindens verbieten jede körperliche Tätigkeit, aber auch nichtkörperliche Arbeiten, etwa am Schreibtisch. Die Prognose der malignen Hypertonie ist wohl durch die Möglichkeiten der modernen antihypertensiven Therapie wesentlich gebessert, eine Rehabilitation ist aber auch unter optimaler therapeutischer Einstellung kaum oder nur in ganz bescheidenem Umfang zu erwarten.

Zusammenhangsfragen: Häufig wird bei Begutachtungen von Hypertoniepatienten die Frage aufgeworfen, inwieweit eine essentielle Hypertonie als WDB oder als Schädigungsfolge nach Verschleppung, Verfolgung, KZ-Haft anerkannt werden kann. In der Regel sind solche Zusammenhänge abzulehnen, besonders dann, wenn sich die Hypertonie erst Jahre später entwickelt hat. Bleibt eine unter solchen Extrembedingungen entstandene Hypertonie aber nach Ausschaltung der beschuldigten Ursachen auf Dauer bestehen, so kann ein zufälliges Zusammentreffen mit der schicksalhaften Manifestation einer primären essentiellen Hypertonie nicht ausgeschlossen werden. Zumindest wird aber einmal nach besonders schweren psychischen oder körperlichen Belastungen eine verfrühte Manifestation der essentiellen Hypertonie als Teilursache bzw. im Sinne der Verschlimmerung diskutiert werden können. Der fehlende Nachweis einer erblichen Belastung spricht in solchen Fällen nicht gegen die Annahme einer essentiellen Hypertonie. — Kommt eine essentielle Hypertonie infolge schädigungsbedingter Umstände nicht in rechtzeitige und/oder adäquate ärztliche Behandlung, so sind daraus resultierende Folgen (etwa ein Herzinfarkt vor dem 30. Lebensjahr, vorzeitige Zerebralsklerose, apoplektischer Insult, frühzeitige renale Komplikationen) als Schädigungsfolge anzuerkennen, wobei aber besonders strenge Maßstäbe anzulegen sind. Ein im Wehrdienst oder bei einem Unfall erlittenes Schädeltrauma kann nur als Ursache einer Hypertonie angesehen werden, wenn infolge des angeschuldigten Traumas auch wesentliche andere dienzephale Störungen in unmittelbarem Zusammenhang mit dem Ausbruch der Hypertonie manifest wurden. Damit würde aber nicht mehr die essentielle, sondern eine neurogene Form der Hypertonie vorliegen. Der ursächliche Zusammenhang zwischen Schädeltrauma und *essentieller* Hypertonie wird also stets abzulehnen sein.

In manchen Fällen — die wahrscheinlich häufiger übersehen als diagnostiziert werden — verbirgt sich hinter einer essentiellen Hypertonie eine schwere psychische Störung. In erster Linie sind hier die Neurosen und chronische

Stress-Situationen zu nennen. *Schulz* (1937 und 1955);
Weizsäcker (1955) und insbesondere Schweizer Autoren
(*Staehelin* 1964 und 1965) berichten über eindrucksvolle
Erfolge von Psychotherapie oder Behandlung mit Psycho-
pharmaka (Diazepan) bei essentiellen Hypertonien. Der
Gutachter sollte also bei jeder nicht-sekundären Hypertonie Hinweise auf das Vorliegen seelischer Konfliktsitua-
tionen zu gewinnen versuchen, gegebenenfalls den Psych-
iater bzw. Psychoanalytiker hinzuziehen, da durch entsprechende Behandlung unter Umständen volle Rehabilitation erreicht werden kann. In seltenen Fällen müßte
eine essentielle Hypertonie dann sogar als Schädigungsfolge anerkannt werden, wenn eine neurotische Entwicklung auf Schädigungsfolgen beruht (etwa Verfolgung,
KZ-Haft) und die Hypertonie eindeutig — gegebenenfalls
ex juvantibus — als psychogen-neurotisch klassifiziert
werden kann.

In diesem Zusammenhang sei die sogenannte „hypertone
Kreislaufregulationsstörung" (hypertensives Syndrom
nach *Delius* 1964) erwähnt, die häufig als essentielle
Hypertonie verkannt wird. Es handelt sich dabei um einen
Minutenvolumenhochdruck, der pathogenetisch meist in
den weiten Rahmen der sogenannten vegetativen Dys-
tonie einzuordnen ist, vorwiegend bei Jugendlichen oder
im mittleren Lebensalter beobachtet wird und nach *Delius*
nur in einem Viertel der Fälle später in eine essentielle
Hypertonie übergeht. Unter diesen Patienten wird man
gehäuft die oben erwähnten psychogen-neurotischen Störungen finden. Das Beschwerdebild gleicht durchaus dem
der essentiellen Hypertonie (Herzsensationen verschiedener Qualität, Extrasystolie, Pulsbeschleunigung, orthostatische Störungen, allgemeiner Leistungsabfall, Schlaf-
losigkeit), unterscheidet sich aber von dieser durch einige
objektivierbare Kennzeichen: Systolische Blutdruckwerte
zwar bis 200 mm Hg und darüber, Blutdruckverhalten in
Ruhe und bei Belastung aber sehr labil, wobei insbeson-

dere die Blutdruckamplitude schwankt und bei Belastung —
im Gegensatz zur essentiellen Hypertonie — sich vergrößert durch Abfall des diastolischen Blutdruckes. Das Ortho-
stasesyndrom kann meist klinisch (Schellong-Test) und/
oder elektrokardiographisch objektiviert werden.

B. Sekundäre Hypertonien

Eine subtile Diagnostik aller Formen des Bluthochdruckes
ist in jedem Fall anzustreben, so daß sich auch der Gutachter häufig mit speziellen differentialdiagnostischen Pro-
blemen der Hypertonie auseinanderzusetzen hat. Wenn
die routinemäßige Untersuchung eines Hypertonikers
keine groben Anhaltspunkte für das Vorliegen einer
sekundären Hypertonie ergibt, sollte man sich nicht mit
der bequemen Annahme einer essentiellen Hypertonie
begnügen, den Patienten vielmehr einer exakten — gegebenenfalls klinischen — Diagnostik zuführen. In wenigstens 10 % aller Fälle, die unter der Diagnose einer essentiellen Hypertonie sterben, finden sich autoptische Be-
weise, daß es sich um eine sekundäre Hypertonie gehan-
delt hat (pyelonephritische Schrumpfnieren, Nebennieren-
rindenadenome, Hypernephrome usw.). Bei Aufdeckung
solcher Krankheiten durch rechtzeitige Diagnostik ist in
vielen Fällen eine Beseitigung der Hypertonie, damit gegebenenfalls volle Rehabilitation möglich.

1. Renale und renovaskuläre Hypertonien

Die Beschreibung der einzelnen Nierenkrankheiten, welche
zu einer renalen Hypertonie führen können, ist im ersten

136

Abschnitt dieses Buches nachzulesen. Im folgenden seien diese Nierenerkrankungen tabellarisch zusammengefaßt:

a) Doppelseitige Nierenerkrankungen:
   Akute und subakute Glomerulonephritis
   Chronische Nephritis (glomerulär vaskulärer oder gemischter
      Verlaufsform; interstitiell; chronische Pyelonephritis)
   Glomerulosklerose Kimmelstiel-Wilson
   Maligne Nephrosklerose
   Zystennieren
   Amyloidschrumpfnieren
   Gichtnieren
   Periarteriitis nodosa
   Schwangerschaftsnephropathie

b) Einseitige oder fakultativ einseitige Nierenerkrankungen:
   Nierenarterienstenose
   Pyelonephritis bzw. pyelonephritische Schrumpfniere
   Niereninfarkt
   Nephroptose mit Gefäßdrosselung
   Durchtrennung aberrierender Polgefäße ohne Polresektion
   Nierenhypoplasie mit Durchblutungsstörungen
   Zystennieren
   Hydro- und Pyonephrose
   Harnstauung durch Prostatahyperplasie, Strikturen oder
      Steine
   Hypernephrom
   Echinokokkus der Niere
   Nierentuberkulose
   Arteriovenöses Aneurysma der Nierenarterie
   Nierentrauma
   Perirenales Hämatom (eventuell verkalkt)

In den meisten Fällen von renaler Hypertonie, insbesondere beim „renoparenchymalen" Hochdruck, wird die Berufs- und Erwerbsfähigkeit von der Grundkrankheit her bestimmt sein. Auf Ausnahmen (etwa ausgeprägte Hypertonie bei chronischer Glomerulonephritis im kompensierten Dauerstadium) wurde in den entsprechenden

Nierenkapiteln eingegangen. Nur in den Fällen renaler Hypertonie, bei denen die renale Ätiologie nicht oder noch nicht bekannt ist, wird sich die Beurteilung natürlich zunächst an der Hochdruckkrankheit orientieren müssen, bis die Ursache durch subtile Diagnostik aufgedeckt ist. In diesem Kollektiv finden sich dann meist durch einseitige Nierenerkrankungen bedingte, vorwiegend also „renovaskuläre" Hypertonien, welche einer gezielten — in der Regel chirurgischen — Therapie zugeführt werden müssen. Die Arbeitsfähigkeit richtet sich dann nach dem Erfolg der therapeutischen Maßnahmen bzw. nach dem Ausmaß der verbliebenen Restdefekte.

Zusammenhangsfragen: Ist bei einer renalen Hypertonie die aufgedeckte Grundkrankheit anerkannte Schädigungsfolge, so muß auch die Hypertonie als Schädigungsfolge angesehen werden. — Zweifelsfälle sind in den jeweiligen Nieren-Kapiteln besprochen.

2. Kardiovaskulär bedingte (= sogenannte hämodynamische) Hypertonien

a) Aortenisthmusstenose (Koarktation)

Bei jugendlichen Hypertonikern muß diese stets differentialdiagnostisch erwogen werden; wenn der Untersucher daran denkt, ist sie auch relativ einfach nachzuweisen oder zumindest zu vermuten, so daß eine entsprechende Diagnostik eingeleitet werden kann. Die typische klinische Symptomatik besteht in einem erhöhten (systolisch bis über 200 mm Hg) Blutdruck an den Armen bei deutlich herabgesetztem Druck an den Beinen (normalerweise liegt der Blutdruck in der A. femoralis etwa 20 mm Hg höher als in der A. brachialis), Abschwächung oder Fehlen der Bein- und Fußpulse, lautem spätsystolischen Geräusch,

138

das häufig am Rücken lauter zu hören ist als an der Auskultationsstelle der Aorta, des weiteren in röntgenologisch nachweisbaren Rippenusuren (verursacht durch den Kollateralkreislauf über die Aa. intercostales), schließlich in einer poststenotischen Erweiterung der Aorta mit (in 80 % der Fälle) fehlender Aorta descendens. Zu beachten ist jedoch, daß viele Fälle von Isthmusstenose normale Blutdruckwerte zeigen und daß oftmals die lehrbuchmäßig erwarteten Rippenusuren fehlen oder röntgenologisch nicht sicher nachweisbar sind. Verhältnismäßig oft bestehen auch andere Mißbildungen. — Die rechtzeitige Diagnosestellung ist wichtig wegen der Prognose: etwa $^2/_3$ der Patienten sterben in den ersten vier Dezennien an Aortenruptur, zerebralem Insult, Herzinsuffizienz oder Endokarditis. Das optimale Operationsalter liegt zwischen dem 8. und 16. Lebensjahr, nach dem 20. Lebensjahr erhöht sich das Operationsrisiko infolge sklerotischer Veränderungen der Aortenwand.

In einem großen Teil der Fälle wird die Diagnose der Isthmusstenose zufällig gestellt (etwa anläßlich einer Einstellungsuntersuchung), da die Patienten — vorwiegend Männer sind betroffen — lange Zeit gut kompensiert sind. Beschwerden werden meist erst spät angegeben und bestehen in Kopfschmerzen, Schwindelerscheinungen, Nachlassen der körperlichen und geistigen Leistungsfähigkeit, Folgen der herabgesetzten Durchblutung der unteren Extremitäten (kalte Beine, bisweilen Claudicatio intermittens). — Anatomisch werden zwei Typen der Isthmusstenose unterschieden (nach *Hegglin* 1963): Koarktation mit geschlossenem Ductus Botalli und Koarktation mit offenem Ductus Botalli (9 % der Fälle); beim zweiten Typ kann die Stenose unterhalb oder oberhalb der Duktus-Einmündung liegen.

Arbeitsfähigkeit: Wird die Diagnose vor dem 20. Lebensjahr gestellt, sollte der Patient sofort der chirurgischen

Behandlung zugeführt werden, wobei oft mit sehr guter Prognose zu rechnen ist. Der Kranke ist dann natürlich so lange arbeitsunfähig, bis die Operationsfolgen überwunden und stabile Kreislaufverhältnisse eingetreten sind. Die Möglichkeiten der Wiedereingliederung in den Arbeitsprozeß richten sich nach den u.U. verbliebenen Funktionsdefekten. Ist der Kranke bei der Diagnosestellung älter als 20 Jahre, so wird man auch dann meist eine operative Beseitigung der Stenose anstreben, obwohl wegen des erhöhten Risikos die Abwägung der Operationsindikation problematisch wird und einer Spezialklinik vorbehalten bleiben sollte. Haben sich bereits Komplikationen eingestellt und ist eine Operation nicht mehr möglich, so liegt — je nach Ausprägung der Folgeerscheinungen — meist wohl Erwerbsunfähigkeit vor.

Zusammenhangsfragen werden sich kaum einmal ergeben (konnatales Leiden), es sei denn, daß in seltenen Fällen die Verschlimmerung einer vorbestehenden Krankheit anzuerkennen ist (etwa bakterielle Endokarditis im Rahmen oder nach einer entschädigungspflichtigen Allgemeininfektion, da die Isthmusstenose vermehrt zu Endokarditiden disponiert).

b) *Arteriosklerose*

Der sogenannte Windkessel- oder Elastizitätshochdruck aufgrund sklerotischer Starre der Arterien ist eine Erkrankung des Seniums: man findet hohe systolische bei normalen oder wenig (bis 100 mm Hg) erhöhten diastolischen Blutdruckwerten. Die Lebensprognose ist relativ günstig, sofern keine zerebralen oder renalen Komplikationen hinzukommen. Der Gutachter wird mit dieser Form der Hypertonie kaum konfrontiert werden, da sie sich gewöhnlich erst im Rentenalter manifestiert. Tritt eine vorzeitige Gefäßsklerose als Ursache eines Windkesselhochdruckes auf (im 6. und 7. Dezennium), so wird die Erwerbsfähigkeit meist von dem Grundleiden her bestimmt sein. Ein Windkesselhochdruck wird selten so ausgeprägt gefunden werden, daß er von sich aus zu Berufs- oder Erwerbsunfähigkeit führt.

c) Hypertonien bei erhöhtem Schlagvolumen

Es handelt sich um symptomatische Hochdruckformen etwa bei Aortenklappeninsuffizienz, totalem AV-Block, arteriovenösem Aneurysma und anderen Zuständen, die mit einem erhöhten Schlagvolumen einhergehen. Die Beurteilung richtet sich nach der Grundkrankheit; eine Begutachtung wird nach kardiologischen Gesichtspunkten erfolgen müssen. Es wird auf die entsprechende Fachliteratur verwiesen.

d) Andere symptomatische Hypertonien

Relativ häufig geht eine *Herzinsuffizienz* mit einer Steigerung sowohl des systolischen als auch des diastolischen Blutdruckes einher; nach Glykosidbehandlung normalisiert sich in diesen Fällen der Blutdruck, während er bei dekompensierter Hypertonie unter kardialer Rekompensation ansteigen würde. Der Gutachter muß sich also bei der Beurteilung eines Bluthochdruckes auch eingehend mit dem Kompensationszustand des Herzens befassen, um solche Formen der Hypertonie aufdecken zu können.

Die Hypertonie bei *Polycythaemia vera* beruht auf dem gesteigerten Minutenvolumen und dem erhöhten Strömungswiderstand im Gefäßsystem. Sie erreicht nie ein Ausmaß, das von sich aus eine Einschränkung der Erwerbsfähigkeit bedingen würde. Die Begutachtung obliegt dem Hämatologen.

3. Endokrin bedingte Hypertonien

a) Das Phäochromozytom oder Paragangliom

Die Blutdruckerhöhung beruht hier auf einer permanent
oder krisenhaft gesteigerten Katecholaminausschüttung
in die Blutbahn aus Tumoren des chromaffinen Gewebes.
Der Blutdruck kann konstant erhöht sein mit krisenhaften
Spitzen, in etwa 20 % der Fälle finden sich nur krisenhafte
Blutdrucksteigerungen mit normalen oder nur leicht hypertonen Werten im Intervall; insgesamt gehen nur etwa
50 % der Paragangliome mit Blutdruckkrisen einher.
Größe und Lokalisation der Tumoren sind außerordentlich variabel; 70 % liegen im Bereich der Nebennieren,
30 % ektopisch und sind dann nur schwer lokalisierbar.
Bei hinreichendem Verdacht auf das Vorliegen eines Para-
ganglioms ist umgehend eine exakte klinische Diagnostik
einzuleiten. Ist der Tumor aufzuspüren (in 10 % doppel-
seitiges bzw. multiples Vorkommen!) und operativ zu ent-
fernen, kann volle Rehabilitation erreicht werden, sofern
eine permanente Hypertonie nicht bereits zu sekundären
Folgeerscheinungen am Herzen, am Gefäßsystem oder an
den Nieren (Arteriosklerose; Verwechslungen mit renaler
Hypertonie möglich! *Sack* und *Koll* 1959) geführt hat. —
Berufs- und Erwerbsfähigkeit nach erfolgreicher Operation richten sich nach eventuell verbliebenen irreversiblen Hypertonieschäden.
Bereits mit der Äußerung des Verdachts gilt der Kranke
als erwerbsunfähig, da durch mechanische Faktoren wie
bestimmte Körperhaltung, schweres Heben oder sonstige
Betätigung der Bauchpresse, aber auch durch psychische
Belastungen oftmals eine Blutdruckkrise ausgelöst werden kann, die bisweilen zum akuten Lungenödem durch
Linksherzversagen führt. Am häufigsten wird das Phäochromozytom als essentielle oder auch renale Hypertonie
fehldiagnostiziert, insbesondere dann, wenn Blutdruck-

krisen fehlen oder nicht objektiv erfaßt werden können.
Nach Literaturangaben (*Smithwick*) kommt ein Phäo-
chromozytomträger auf etwa 200 Hypertoniepatienten.

b) Hyperaldosteronismus

Beim *primären Aldosteronismus* (Conn-Syndrom 1955)
finden sich neben der Hypertonie, die das klinische Bild
völlig beherrschen kann, meist Tetanieerscheinungen
wechselnder Ausprägung, periodische Muskelschwächen
bis zu anfallsweiser Lähmung, eine Polyurie mit Polydipsie sowie folgende typische Laborbefunde (von denen
einzelne aber auch larviert sein oder ganz fehlen können): Hypokaliämie, Hypernatriämie, Alkalose und vermehrte Aldosteronausscheidung im Harn. Ursache ist ein
meist benigner Tumor (Aldosterom) der Nebennierenrinde, nur selten einmal ein maligner Tumor oder eine
diffuse Hyperplasie der Nebennieren. Der Verdacht auf
ein Conn-Syndrom wird meist im Rahmen einer Hypertoniediagnostik geäußert; die Verifizierung ist oft außerordentlich schwierig und wird in Fällen, bei denen die
typischen Laborbefunde im Stich lassen, einer Spezialklinik vorbehalten bleiben (Untersuchung von Aldoste-
ronsynthese, -umsatz und -ausscheidung).
Die Hypertonie des Conn-Syndroms verläuft offenbar stets
benigne, sowohl der systolische als auch der diastolische
Blutdruck sind erhöht. Die zuerst gestellte Diagnose
ist meist die einer essentiellen Hypertonie, welche — je
nach Ausprägung — zur Berufs- und Erwerbsunfähigkeit
führen kann. Ist der Verdacht auf das Vorliegen eines
Conn-Syndroms einmal geäußert, sollte umgehend eine
klinische Diagnostik eingeleitet und die operative Entfernung des Aldosteroms angestrebt werden, wodurch
gegebenenfalls volle Rehabilitation möglich ist, sofern
sich nicht bei schon länger bestehender Hypertonie irreversible Folgen eingestellt haben.

143

Als *sekundären Aldosteronismus* bezeichnet man Zustände, bei denen die metabole Entgleisung des Conn-Syndroms partiell oder ganz imitiert wird, ohne daß ein aldosteronproduzierender Tumor vorliegt. In erster Linie ist hier der nephrogene Aldosteronismus zu nennen bei einseitigen renalen Durchblutungsstörungen, sodann die essentielle Hypertonie, besonders die maligne Verlaufsform, selten ein Diuretica-bedingter Kaliumverlust. Die Differenzierung dieser Zustände mit sekundärer Aldosteronhypersekretion ist sehr schwierig und kann nur in Spezialkliniken erfolgen. Berufs- und Erwerbsfähigkeit sind meist von der Grundkrankheit her bestimmt, so daß der sekundäre Aldosteronismus gutachtlich nicht für sich allein betrachtet werden kann.

c) Das Cushing-Syndrom

Eine Hypertonie bei gesteigerter Glukokortikoidproduktion findet sich in 80—90 % der Fälle. Ursache ist eine Überfunktion entweder des Hypothalamus, der Hypophyse oder der Nebennierenrinde, letztere verursacht durch Neoplasmen oder beidseitige Hyperplasie der Nebennierenrinde. Beim eigentlichen M. Cushing liegt eine Störung des HVL vor (basophiles Adenom), welche durch vermehrte ACTH-Stimulierung zur Nebennierenrindenhyperplasie führt. Obwohl die häufigste Todesursache des Cushing-Syndroms Komplikationen von seiten der Hypertonie sind, wird eine Begutachtung kaum in erster Linie wegen der bestehenden Hypertonie erfolgen. Häufiger dürfte die fälschliche Annahme eines Cushing-Syndroms vorkommen bei mit Hypertonie, eventuell mit Diabetes mellitus einhergehender einfacher Fettsucht. Ist das typische Bild nicht ausgeprägt, kann die Diagnostik des Cushing-Syndroms schwierig und nur unter stationären Bedingungen möglich sein. Liegt die Ursache in einer operablen Erkrankung, so verschwindet gewöhnlich die

Hypertonie nach erfolgreicher Operation. Die Krankheits-
dauer beträgt in der Regel 5—7 Jahre; mit fortschreitender Hypertonie (welche die selben Folgeerscheinungen
nach sich zieht wie die essentielle) liegt frühzeitige Invalidität vor.

d) Die Hyperthyreose

Nach *Schettler* (1969) kann man bei der Hypertonie des
Hyperthyreosekranken eigentlich nicht von einem Bluthochdruck sprechen, da der arterielle Mitteldruck nur selten erhöht ist. Meist besteht eine systolische Hypertonie
bei niederem diastolischen Druck, man findet also eine
große Blutdruckamplitude. Es handelt sich um einen Minutenvolumenhochdruck. In seltenen Fällen (etwa beim toxischen Adenom der Schilddrüse) kommen krisenhafte Blutdrucksteigerungen vor, welche die Abgrenzung gegenüber
einem Paragangliom erfordern. In der Regel wird eine
Begutachtung nicht wegen der Hypertonie, sondern wegen
der Grundkrankheit erfolgen, welche allerdings oftmals
nicht mit der typischen Symptomatik der Hyperthyreose
einhergeht.

4. Sogenannte neurogene Hypertonien

Unter diesem Begriff werden Bluthochdruckformen zusammengefaßt, welche auf entzündlichen, degenerativen
oder anderen Affektionen des Zentralnervensystems und
der peripheren Nerven beruhen, pathogenetisch unein-
heitlich und teilweise nicht genau geklärt sind, meist mit
dem Abklingen der Grundkrankheit wieder verschwinden
und eigentlich nicht einer Hypertonie im engeren Sinne
entsprechen.

Zerebrale Hypertonien sind bekannt bei dienzephalen Läsionen, etwa durch Poliomyelitis (bulbäre Form), Enzephalitiden (insbesondere Fleckfieberenzephalitis), CO-Vergiftung und — nicht sicher erwiesen — bei Tumoren. Die bekannteste *peripher*-neurogene Hypertonie ist der sogenannte Entzügelungshochdruck, der auf einer neuritischen Lähmung der im N. glossopharyngeus verlaufenden Blutdruckzügler beruhen soll. Dieser Mechanismus scheint für passagere Blutdruckerhöhungen bei der Diphtherie, bei der akuten intermittierenden Porphyrie, bei Meningitis tuberculosa, bei der Thalliumvergiftung und bei verschiedenen Polyneuritiden anderer Ätiologie verantwortlich zu sein.

Mit diesen sehr seltenen Formen des Bluthochdrucks wird sich *der Gutachter* kaum je zu befassen haben, da es sich fast durchweg um die Begleiterscheinung einer klinisch im Vordergrund stehenden Grundkrankheit handelt, welche ihrerseits die Arbeitsfähigkeit bestimmt und eventuelle Fragen nach Zusammenhängen aufwerfen würde. Auf die Problematik bei der Annahme einer neurogenen Hypertonie nach Schädeltrauma sei nochmals hingewiesen. Eine rein neurogene Hypertonie als Folge etwa einer Contusio cerebri ist so wenig wahrscheinlich, daß man in solchen Fällen fast stets eine zum Zeitpunkt des Traumas bereits bestehende und bis dahin unbekannte Hypertonie anzunehmen haben wird. Auch wenn der Nachweis erbracht werden kann, daß vor dem traumatischen Ereignis eine Normotonie bestand, kann ein ursächlicher Unfallzusammenhang nur dann anerkannt werden, wenn die Hypertonie unmittelbar nach dem Schädeltrauma manifest wurde und gleichzeitig neurologische Hinweise auf andere persistierende dienzephale Schädigungen gegeben sind. Die Annahme einer neurogenen Hypertonie als einziges Symptom einer bleibenden dienzephalen Läsion liegt außerhalb jeder Wahrscheinlichkeit und ist deshalb nicht gerechtfertigt.

C. Anleitung zur gutachtlichen Untersuchung eines Hochdruckkranken

Wie am Anfang des Hochdruck-Kapitels gesagt, kann eine Blutdruckerhöhung nur dann als Hypertonie bezeichnet und als solche in ihrem Ausmaß genügend exakt beurteilt werden, wenn sie bei mehreren Messungen in verschiedenen Körperlagen (Liegen, Sitzen, Stehen), gegebenenfalls nach Belastung und stets auch unter Kontrolle der Messung nach Abklingen eventueller emotioneller Momente verifiziert wird. Ein einziger erhöhter Blutdruckwert macht noch keine Hypertonie aus. Auf die verschiedenen Möglichkeiten fehlerhafter Blutdruckmessung sei nochmals hingewiesen (S. 121).

Bei der Erhebung der Vorgeschichte ist auf eine exakte Familienanamnese zu achten; bei länger bestehender Hypertonie muß damit gerechnet werden, daß sich der Kranke an manche Symptome weitgehend adaptiert hat und sie nicht spontan vorbringt. Man wird also etwa nach kardialen Insuffizienzzeichen wie Nykturie, Belastungsdyspnoe, Knöchelödemen gezielt fragen müssen, ebenso nach Hinweisen auf anfallsweise Blutdrucksteigerungen, Sehstörungen, Kopfschmerzen usw.

Bei der körperlichen Untersuchung eines Hochdruckkranken sind folgende Einzelheiten besonders zu berücksichtigen: genauer klinischer Herzbefund einschließlich Prüfung auf Herzdekompensationszeichen; Urteil über den Zustand der peripheren Gefäße, gegebenenfalls mit Oszillometrie; Blutdruckmessung an den Beinen (Isthmusstenose!); Nachweis eventueller orthostatischer Dysregulation, insbesondere dann, wenn der Kranke unter antihypertensiver Therapie steht; in jedem Fall genaue Augenhintergrundsuntersuchung (gegebenenfalls ophthalmologisches Nebengutachten).

Technische Untersuchungen: Elektrokardiogramm einschließlich Brustwandableitungen, gegebenenfalls Ergo-
metrie; Röntgenuntersuchung des Thorax (Herzfigur und
-tonus; Funktionsverhalten des Herzens, Aorta; Zeichen
einer Lungenstauung; Suche nach Rippenusuren); intra-
venöses Pyelogramm, anschließend gegebenenfalls retrograde Pyelographie, Renovasogramm, Retropneumoperitoneum.
Laboruntersuchungen: Blutbild, BSG, Harnstatus; „Nieren-
chemie" einschließlich einfacher Nierenfunktionsproben,
gegebenenfalls Inulin- und PAH-Clearance; bei entsprechenden Hinweisen Hormonuntersuchungen (17-Ketoste-
roide, Aldosteron, T_3-Test), Bestimmung der Katechol-
aminmetaboliten. Provokationstests.

LITERATURVERZEICHNIS

Addis, Th.: Glomerular Nephritis, 1. ed. New York 1948

Addis, Th.: Glomerular nephritis diagnosis and treatment. New York 1950

Ahronheim, H. H.: Emotional albuminuria. War Med. (Chicago) 5, 267 (1944)

Alexander, F.: Psychosomatic Medicine. London 1950

Alken, C. E.: Die unspezifische Entzündung in der Urologie. Z. Urol. 1, 2 (1962)

Alslev, J.: Klinik der Nierenmißbildungen vom Standpunkt des Internisten. Verh. dtsch. Ges. inn. Med. 64, 368 (1958)

Alslev, J., H. Jansen, F. Portwich und H. Reinwein: Doppelseitige Nierenvenenthrombose im Erwachsenenalter. Arch. klin. Med. 212, 31 (1966)

Alyea, E. P. and H. M. Parish: Renal response to exercise. Urinary findings. J. Amer. med. Ass. 167, 807 (1958)

Arnholdt, F.: Die Beurteilung der Harnsteinkrankheit im Gutachten über Wehrdienstbeschädigung. Med. Klin. 52, 813 (1957)

Baader, E. W.: Handbuch der gesamten Arbeitsmedizin, Bd. II/1. Berlin-München-Wien 1961

Bartels, E. D., O. C. Brun, A. Gammeltoft and Grup: Acute anuria following intravenous pyelography in patients with myelomatosis. Acta. med. scand. 150, 297 (1954)

Bauer, K. H. und R. Frey: Geschwulst und Trauma. In: Bürkle de la Camp und P. Rostock: Handbuch der gesamten Unfallheilkunde, Bd. II, Stuttgart 1955

Becher, E.: Nierenkrankheiten, Bd. I und II. Jena 1944 und 1947

Beechgaard, P.: Essentielle Hypertonie. Ciba-Symposion. Berlin 1960

Bell, E. T.: Renal Disease, 2. Aufl. Philadelphia 1950

Bergstrand, F.: Parathyreoideastudien. II. Über Tumoren und hyperplastische Zustände der Nebenschilddrüsen. Acta med. scand. 54, 533 (1920)

Berning, H. und R. Prevot: Die klinischen Verlaufsformen der Pyelonephritis. Erg. inn. Med. Kinderheilk. NF 3, 320 (1952)

Berning, H. und W. Ruge: Geschlechtsbedingte Unterschiede bei der Pyelonephritis. Münch. med. Wschr. 101, 2139 (1959)

Bingold, K.: Über Ursachen und Symptome bei Hämolyse und Hämoglobinurie. Z. klin. Med. 126, 233 (1934)

Bingold, K.: Zum Wesen der Hämaturie nach Weichteilquetschungen (infolge von Verschüttungen) und Verbrennungen. Münch. med. Wschr. 91, 39 (1944)

Bingold, K. und W. Stich: Das myorenale Syndrom. Schweiz. med. Wschr. 80, 630 (1950)

Biserte, G., A. Breton et R. Havez: Etude électrophorètique et immunologique des protéines urinaires chez l'enfant sain et au cours des néphropathies. Arch. franç. Pédiat. 16, 634 (1959)

Bock, H. E., H. Nieth, E. Z. Zysno, J. Gayer und Ch. Fröhlich: Die Knollenblätterschwammvergiftung. Dtsch. med. Wschr. 89, 1617 (1964)

Boeminghaus, H.: Nierenhypoplasie und Hochdruck. Z. Urol. 51, 323 (1958)

Boeminghaus, H. und F. I. Götzen: Partieller Niereninfarkt und Hochdruck als Folge der Unterbindungen akzessorischer Gefäße. Medizinische 681 (1952)

Boemke, F.: Thorotrastschäden der Nieren. Zbl. allg. Path. path. Anat. 95, 464 (1956)

Bornemann, H.: Erkrankungen der endokrinen Drüsen und des Stoffwechsels, in: Ärztliche Begutachtung für die Rentenversicherung der Arbeiter und Angestellten. Herausgeber: H. Nixdorf und H. Bornemann. Stuttgart 1964

Boyd, C. H. and L. G. Lewis: Nephrectomy for arterial hypertension. J. Urol. (Baltimore) 39, 627 (1938)

Braasch, W. F.: Clinical data concerning chronic pyelonephritis. J. Urol. (Baltimore) 39, 1 (1938)

Braasch, W. F. and F. W. Schacht: Pathological and clinical data concerning polycystic kidney. Surg. Gynec. Obstet. 57, 467 (1933)

Brass, K.: Die Eiweißstoffwechselstörung des Plasmocytomkranken. Frankfurt. Z. Path. 57, 367 (1943)

Breton, A., G. Biserte, R. Havez, A. Hayem-Lévy et G. Fontaine: Les protiduries de l'enfant. Acta paediat. belg. **12**, 93 (1958)

Brod, J.: Arbeitsfähigkeit bei chronischen Nierenerkrankungen. Z. ärztl. Fortbild. **56**, 321 (1962)

Brosig, W., F. Linder und W. Schmitz: Zur operativen Behandlung von Nierenarterienstenosen. Verh. dtsch. Ges. Urol. 19. Tag. Köln 1961. Berlin-Göttingen-Heidelberg 1961

Brown, R. A. P.: Polycystic disease of the kidneys and intracranial aneurisms. Glasg. med. J. **32**, 333 (1951)

Brunner, H. E.: Spätschäden nach diagnostischer Thorotrastanwendung. Schweiz. Z. Path. **18**, 170 (1955)

Buckup, H.: Harn- und Geschlechtsorgane. In: F. Koelsch, Handbuch der Berufskrankheiten. Jena 1959

Buengeler, W. und W. Dontenwill: In: O. Hirt, Gutachten-Sammlung aus dem Gebiet der Versicherungs- und Versorgungsmedizin. München 1953

Bull, G. M.: Postural proteinuria. Clin. Sci. **7**, 77 (1948)

Cannon, W. B. and S. W. Britton: Studies on the conditions of activity in endocrine glands. The influence of motion and emotion on medulloadrenal secretion. Amer. J. Physiol. **79**, 433 (1926)

Castleman, B. and R. Smithwick: The relation of vascular disease to the hypertension state. Based on a study of renal biopsis from one hundred hypertensive patients. J. Amer. med. Ass. **121**, 1256 (1943); New Engl. J. Med. **239**, 129 (1948)

Chatillon, J., E. Rutishauser et J. Morard: L'angéite de Wegener. Rev. franç. étud. clin. biol. **1**, 418 (1956)

Christ, P.: Über die Bedeutung von Streptokokkeninfektionen in der Pathogenese der akuten Polyarthritis und der akuten Nephritis. Ergebn. inn. Med. Kinderheilk., N. F. **11**, 379 (1959)

Clawson, B. J.: Incidence of types of heart disease among 30.265 autopsies, with special reference to age and sex. Amer. Heart J. **22**, 607 (1941)

Conn, J. W.: Primary aldosteronism, a new clinical syndrome. J. Lab. clin. Med. **45**, 6 (1955)

Cottier, P., H. A. Kunz und H. U. Zollinger: Experimenteller Beitrag zur Frage der Bleihypertonie. Helv. med. Acta **20**, 443 (1953)

Coumel, H., H. Baylon, R. Mugonot, J. Joly et A. Portal: Des albuminuries intermittentes. J. Urol. méd. clin. **59**, 763 (1953)

Coye, R. D. and R. R. Rosandich: Proteinuria during the 24-hour period following exercise. J. appl. Physiol. **15**, 592 (1960)

Dalgaard, O. Z.: Bilateral polycystic diseases of the kidneys. Acta med. scand. 158 Suppl. (1957)

Delay, J.: Introduction à la médicine psychosomatique. Paris 1961

Delius, L.: Die vegetativen Herz- und Kreislaufstörungen. Praxis der Herz- und Kreislauferkrankungen. München 1964

Dérot, M.: Nephropathie nach Genuß von Muscheln. Die Rolle der Allergie. Presse méd. 316 (1952)

Derow, H. A.: Diagnosis value of serial measurement of albuminuria in ambulatory patients. New Engl. J. Med. **227**, 827 (1942)

Diehl, H. S. and C. A. McKinley: Albuminuria in young man. In: H. Berglund and G. Medes (Eds.): The kidney in health and disease. Philadelphia 1935

Dietler, P.: Röntgendiagnostik. In: Sarre H., Nierenkrankheiten. Stuttgart 1967

Dietrich, A.: Krebs im Gefolge des Krieges mit Richtlinien für die ärztliche Begutachtung. Stuttgart 1950

Dietrich, A.: Geschwulstbildung durch äußere Einwirkungen. Wschr. Unfallheilk. **57**, 1 (1954)

Donaggio, A.: II. Internat. Sportärztekongreß 1936. Rom 1937

Duscan, H. P. and J. H. Page: Curable renal hypertension. Münch. med. Wschr. **102**, 2325 (1960)

Eck, H.: Nierenstein, Nierenbeckenkarzinom und Begutachtung. Bruns Beitr. klin. Chir. **201**, 31 (1960)

Edsman, G.: Accessory vessels of the kidney and their diagnosis in hydronephrosis. Acta radiol. (Stockh.) **42**, 26 (1952)

Eger, W.: Ein Beitrag über die Beziehungen der chronischen Niereninsuffizienz zu innersekretorischen Drüsen anhand experimenteller Untersuchungen. Klin. Wschr. **31**, 409 (1953)

Fanconi, G.: Neue Aspekte der Nierenpathologie. Schweiz. med. Wschr. **80**, 757 (1950)

Fishberg, A. N.: Hypertension and Nephritis, 5. ed. Philadelphia 1954

Freedman, L. R.: Pyelonephritis and urinary tract infection. In: Strauss and Welt

Gardner jr., K. D.: „Athletic pseudonephritis". Alteration of urine sediment by athletic competition. J. Amer. med. Ass. **161**, 1613 (1956)

Gessler, U.: In: Sarre, H., Nierenkrankheiten. Stuttgart 1967

Gloor, F.: Pathologische Anatomie der Pyelonephritis. In: Losse/ Kienitz, Die Pyelonephritis (Symposion Bad Salzuflen 1965). Stuttgart 1966

Goldblatt, H.: Studies on experimental hypertension. V. The pathogenesis of experimental hypertension due to renal ischemia. Ann. intern. Med. **11**, 69 (1937)

Goldring, W. and H. Chasis: Hypertension and hypertensive Disease. New York 1944

Goodpasture, E. W.: Significance of certain pulmonary lesions in relation to etiology of influenca. Amer. J. Med. Sci. **158**, 863 (1919)

Grégoire, F. C., C. Malmendier et P. Lambert: Syndrome néphrotique après traitement aux sels d'or. J. Urol. néphrol. **62**, 140 (1956)

Greiner, T. and J. P. Henry: Mechanism of postural proteinuria. J. Amer. med. Ass. **157**, 1 373 (1955)

Gross, E.: Chemie und Krebs. Berlin 1940

Gruber, G. B.: Kasuistik und Kritik der Periarteriitis nodosa. Zbl. Herz- u. Gefäßkrankh. **18**, 145 (1926)

Hamburger, J., G. Richet, J. Grosnier, J.-L. Funck-Brentano, B. Antoine, H. Ducrot, J. P. Mery et H. de Montera: Néphrologie. Paris 1966

Hansen, K. und M. Werner: Lehrbuch der klinischen Allergie. Stuttgart 1967

Hartmann, L., G. Lagrue, A. Raoult, J.-L. Binet et P. Milliez: Immuno-électrophorèse et électrophorèse à travers gel d'amidon des protéinuries orthostatiques et lordotiques. J. Urol. méd. clin. **65**, 678 (1959)

Hasselbacher, K.: Nierenkomplikationen nach Verbrennungen. Med. Welt **13**, 654 (1961)

Hauss, W. H. und H. Losse: Hypertonie. Stuttgart 1962

Hegglin, R.: Differentialdiagnose innerer Krankheiten, 9. Auflage. Stuttgart 1963

Heintz, R.: Zur Ätiologie und Klinik der Nephrokalzinose. Dtsch. med. Wschr. 81, 625 (1956)

Heintz, R.: Erkrankungen durch Arzneimittel. Stuttgart 1966

Heintz, R., G. Drews und H. Brass: Gehalt des menschlichen Plasmas an antidiuretischem Hormon und verbesserte Methode zum Hormonnachweis. Klin. Wschr. 42, 771 (1964)

Heinze, V.: Extrakorporale und peritoneale Dialyse. In: Sarre, H., Nierenkrankheiten. Stuttgart 1967

Herhaus, B.: Purpura Schoenlein-Henoch nach Conteben. Dtsch. med. Wschr. 80, 559 (1955)

Heusch, K.: Klinische Faktoren der Steinbildung. Z. Urol. Sonderheft 144 (1950)

Hoerstensmeyer, O.: Tödlicher Zwischenfall nach intravenöser Injektion von Kongorot. Dtsch. med. Wschr. 89, 1845 (1964)

Hoff, F.: Klinische Physiologie und Pathologie, 6. Auflage. Stuttgart 1962

Hood, B. et U. Bengtsson: Abus d'analgésiques a base de phénacétine et altérations rénales. Actualités néphrol. Hôp. Necker 191 (1964)

Horn, H. D.: Klinische und biochemische Befunde bei Kranken mit Urolithiasis. Bruns' Beitr. klin. Chir. 211, 74 (1965)

Karcher, G.: Diagnose und Behandlung der einseitigen ascendierenden anurischen Pyelonephritis nach instrumentellen Harnwegsuntersuchungen. Langenbecks Arch. klin. Chir. 291, 35 (1959)

Kaul, M.: Diss. Frankfurt/M. 1949; Zit. nach Moeller, J., Amyloid- u. Nierenerkrankungen. Klin. Wschr. 29, 65 (1951)

Keefer, Ch. S.: Pyelonephritis — its natural history and course. Bull. Johns Hopk. Hosp. 100, 107 (1957)

Kienitz, E.: Bakteriologische Grundlagen der Pyelonephritis. In: Losse/Kienitz, Die Pyelonephritis. Stuttgart 1966

Kimmelstiel, P. and C. Wilson: Benign and malignant hypertension and nephrosclerosis, clinical and pathological study. Amer. J. Path. 12, 83 (1936)

King, E.: Patterns of protein excretion. Ann. intern. Med. 42, 296 (1955)

King, S. E.: Albuminuria (proteinuria) in renal diseases. II. Preliminary observations on the clinical course of patients with orthostatic albuminuria. N. Y. St. J. Med. 59, 825 (1959)

Kleemann, C. R. and M. Maxwell: Funktional hyposthenuria: a reversible tubular defect probably secondery to chronic polydipsia. Clin. Res. Proc. **5**, 43 (1957)

Kleiman, A. M.: Athlete's Kidney. J. Urol. (Baltimore) **83**, 321 (1960)

Klinger, H.: Grenzformen der Periarteriitis. Frankfurt. Z. Path. **42**, 455 (1931)

Kluthe, R.: Fortschritte in der Diätetik bei Nierenkrankheiten. Stuttgart 1968

Kluthe, R. und H. Quirin: Experimentelle Untersuchungen zur eiweißarmen Diät bei chronischen Nierenerkrankungen. In: Aktuelle Probleme der klinischen Nephrologie. Herausg.: D. P. Mertz und R. Kluthe. Stuttgart 1966

Kluthe, R. und H. Quirin: Diätbuch für Nierenkranke. Stuttgart 1968

Koch, F.: Die doppelseitigen hämatogenen Nierenerkrankungen. In: Fischer-Molineus, Das ärztliche Gutachten im Versicherungswesen. Leipzig 1939

Körner, F. und H. H. Gruenagel: Spätfolgen nach stumpfen Nierentraumen. Urol. int. (Basel) **8**, 193 (1959)

Kühnau, J. und L. V. Holt: Die Vitamine (theoretischer und experimenteller Teil). In: Klinik der Gegenwart, Bd. VII. München und Berlin 1958

Kuemmerle, H. P. et al.: Klinik und Therapie der Nebenwirkungen. Stuttgart 1960

Lanz, R. und H. U. Zollinger: Ein Fall von postoperativer Anurie bei hydropischer Degeneration der Nierentubuli durch Zuckerspeicherung. Schweiz. med. Wschr. **85**, 1078 (1955)

Lenegre, J. et J. Himbert: Les consequences circulatoires rénales du traitement de l'insuffisance cardiaque. Presse méd. **64**, 625 (1956)

Lepeschka, H.: Klinik der chronischen Pyelonephritis anhand von 228 Patienten der Med. Poliklinik Freiburg. Inaugural-Dissertation, Freiburg 1967

Losse, H.: Zwei Fälle von Tetrachlorkohlenstoffvergiftung mit akuter Niereninsuffizienz. Ärztl. Wschr. **5**, 54 (1950)

Losse, H.: Kurzlehrbuch der Nierenkrankheiten. Stuttgart 1963

Losse, H.: Begutachtung der Nierenerkrankungen. In: Handb. d. inn. Med. VIII/3, 5. Aufl. Berlin-Heidelberg-New York 1968

Lund, R. P. and C. Tillgren: Nephrosis in chronic mercurial poisoning. Nord. Med. **50**, 1018 (1953)

Luxton, R. W.: Effects of irradiation on the kidney. In: Strauss and Welt

Marti, H. R. und J. Heilbronn: Spätschäden nach Thorotrast-Anwendung. Praxis **51**, 1068 (1962)

Maxson, W. T.: Benign proteinuria of childhood and adolescence: a survey. Clin. Pediat. (Philadelphia) **2**, 662 (1963)

May, H. und J. Strauss: Beobachtungen bei der Diagnostik und Therapie der Nierentuberkulose. Dtsch. med. Wschr. **82**, 1217 (1957)

Mellin, P.: Ein hypernephroides Karzinom in einer Niere mit Granatsplittersteckschuß. Dtsch. med. Wschr. **14**, 384 (1960)

Mering, C.: Urologische Leiden. In: „Ärztliche Begutachtung". Herausgegeben von H. Nixdorf und H. Bornemann. Stuttgart 1964. loc. cit.

Merkle, Ch.: Untersuchungen über die klinische und sportphysiologische Bedeutung der Donaggio-Reaktion. Inaugural-Dissertation. Bern 1942

Merril, J. P.: The use of the artificial kidney in the treatment of uremia. Bull. N. Y. Acad. Med. **28**, 523 (1952)

Mertz, D. P. und H. Sarre: Psychogene Polydipsie oder Diabetes insipidus renalis? Münch. med. Wschr. **105**, 1929 (1963)

Mery, J. Ph., J. Berger, A. Milhaud et J. Crosnier: La protéinurie orthostatique. A propos de 300 observations. Rev. Prat. (Paris) **11**, B 115 (1961)

Milliez, P., D. Fritel et G. Lagrue: Des Protéinuries. Canad. med. Ass. J. **83**, 302 (1960)

Milliez, P., L. Hartmann, G. Lagrue, M. P. Hugou et A. Raoult: Immuno-électrophorèse et électrophorèse à travers gel d'amidon du sérum et des urines de sujets atteints de syndrome néphrotique. J. Urol. méd. chir. **65**, 248 (1959)

Milliez, P., G. Lagrue, Y. Barochez et P. Samarcq: Les thromboses des veines rénales. J. Urol. méd. chir. **63**, 569 (1957)

Milliez, P., J. Vialatte, D. Valis et G. Lagrue: L'albuminurie lordotique physiologique: influence de l'âge et du développement pubertaire. Journal d'urologie méd. chir. **64**, 580 (1958)

Missmahl, H. P.: Rektumbiopsie zum Nachweis der Amyloidose. Dtsch. med. Wschr. **88**, 1783 (1963)

Moeller, J.: Niere bei Tumoren und Blutkrankheiten. Handb. d. inn. Med. VIII/3, 5. Aufl. Berlin-Heidelberg-New York 1968

Moeschlin, S.: Phenacetinsucht und Phenacetinschaden. Schweiz. med. Wschr. **6**, 123 (1957)

Moeschlin, S.: Klinik und Therapie der Vergiftungen, 4. Auflage. Stuttgart 1964

Morris, S. C., M. E. de Bakey, D. Cooley and E. Crawford: Experience with 200 renal artery reconstructive procedures for hypertension or renal failures. Circulation **27**, 346 (1963)

Moschcowitz, E.: Akute febrile pleiochrome Anämie mit hyaliner Thrombose der terminalen Arteriolen und Kapillaren. Arch. intern. Med. **36**, 89 (1925)

Mueller, A.: Rückblick auf die gewerblichen Blasen- und Nierenschädigungen in der Basler Farbstoffindustrie. Schweiz. med. Wschr. **79**, 445 (1949)

Murray, J. E., R. Gleason and A. Bartholomay: Third report of the human kidney transplant registry. Transplantation **3**, 294 (1965)

Myrhe, J. R., E. K. Brodwall and S. B. Knutsen: Acute renal failure following intravenous pyelography in cases of myelomatosis. Acta med. scand. **156**, 263 (1956)

Nixdorf, H. und H. Bornemann (Hrsg.): Ärztliche Begutachtung für die Rentenversicherungen der Arbeiter und der Angestellten. Stuttgart 1964

Noltenius, H. und P. v. Dittrich: Atlas der Nierenbiopsie. Stuttgart 1962

Nonnenbruch, W.: Die doppelseitigen Nierenkrankheiten. Morbus Brightii. Stuttgart 1949

Nordenfeld, O. and N. Ringerts: Phenacetin taker dead with renal failure. Acta med. scand. **170**, 385 (1961)

Oberwittler, W. und W. Hartung: Phenacetin und Nephropathie in versicherungsmedizinischer Sicht. Wschr. Unfallheilk. **69**, 201 (1966)

Owen, D.: Renal failure due to para-aminosalicylic acid. Brit. med. J. II, 483 (1958)

Paeslack, V.: Harnwegsinfekte und sekundäre Nierenschäden bei Paraplegie. Med. Welt **28**, 1507 (1962)

Panzram, G.: Klinische Untersuchungen über aktuelle Probleme des Phenacetinabusus. Med. Klin. **16**, 654 (1964)

Pasteur Vallery-Radot, L., G. Maurice, R. Wolfromm et G. Guiot: Néphrose lipoidique secondaire au traitement aurique. Bull. Soc. méd. Hôp. Paris **58**, 96 (1942)

Patte, J., G. Baldassaire et J. Loret: Etude immunoélectrophorétique des protéinuries normales et pathologiques, Rev. franç. Etud. clin. biol. **3**, 960 (1958)

Philippi, P. J., R.-R. Robinson and P. R. Langelier: Percutaneous renal biopsy. Observations with special reference to asymptomatic proteinuria. Arch. intern. Med. **108**, 739 (1961)

Pilgerstorfer, W.: Die Nephritiden. Wien 1948

Piso, H. J.: Fatal nephrotic syndrome due to mercury diuretics. Ned. T. Geneesk. 1855 (1956)

Pollak, V. E., C. L. Pirani, R. M. Kark, C. R. Muehrcke: Asymptomatic persistent proteinurie: Studies by renal biopsies. Guy's Hosp. Rep. **107**, 353 (1958)

Price, J. D. E. and R. A. Palmer: A functional and morphological follow-up study of acute renal failure. Arch. intern. Med. **105**, 90 (1960)

Rall, J. E. and H. M. Odel: Congenital polycystic diseases of the kidney; review of the literature and data on 207 cases. Amer. J. med. Sci. **218**, 399 (1949)

Rammelkamp, C. H.: Microbiologic aspects of glomerulonephritis. J. chron. Dis. **5**, 28 (1957)

Rammelkamp, C. H. and R. S. Weauer: Acute glomerulonephritis. J. clin. invest. **32**, 345 (1953)

Reed, R. W.: An epidemic of acute nephritis. Canad. med. Ass. J. **68**, 448 (1953)

Reubi, F.: Nierenkrankheiten, 3. Aufl. Bern-Stuttgart 1960

Rich, A. R. and J. E. Gregory: The experimental demonstration that periarteriitis is a manifestation of hypersensitivity. Bull. Johns Hopk. Hosp. **72**, 65 (1943)

Rockstroh, H.: Das Lebensschicksal der Einnierigen. Fortschr. Med. **82**, 463 (1964)

Rogers, J. and St. L. Robbins: Intercappillary glomerulosclerosis: a clinical and pathologic study. I. Specifity of the clinical syndrome. Amer. J. Med. **12**, 688 (1952)

Ruebe, W. und H. Mehl: Thorotrastschädigung nach retrograder Pyelographie. Fortschr. Röntgenstr. **84**, 343 (1956)

Sack, H. und J. F. Koll: Die Erkennung, Beurteilung und Behandlung des symptomatischen Hochdrucks. Stuttgart 1959

Sarre, H.: Leitsymptom: Albuminurie. Münch. med. Wschr. **94**, 1 (1952)

Sarre, H.: Der Nierenkranke im Berufsleben. In: Handb. d. gesamten Arbeitsmedizin, Bd. 3. München 1962

Sarre, H.: Nierenkrankheiten, 3. Aufl. Stuttgart 1967

Sarre, H.: Nierenschädigung bei chronischem Phenacetinabusus in Deutschland. In: Sarre et al. loc. cit.

Sarre, H., J. Gayer und K. Rother: Das Wesen der „kompensierten Retention" bei chronischen Nierenerkrankungen. Dtsch. med. Wschr. **82**, 1093 (1957)

Sarre, H. und R. Kluthe: Nephrotisches Syndrom. In: Handb. d. inn. Med. VIII/2, 5. Aufl. Berlin-Heidelberg-New York 1968

Sarre, H. und R. Knorr: Führt die sogenannte osmotische Nephrose oder Zuckerspeicherniere zur Niereninsuffizienz? Klin. Wschr. **41**, 311 (1963)

Sarre, H., A. Moench und R. Kluthe: Phenacetinabusus und Nierenschädigung. Stuttgart 1958

Sarre, H. und F. Moser: Bestrahlungsfibrose, Bestrahlungsnephritis und isolierte Hypertonie nach Röntgenbestrahlung der Nieren. Med. Klin. **57**, 1526 (1962)

Sarre, H. und K. Rother: Auto-Antikörper in der Nierenpathologie. Klin. Wschr. **32**, 410 (1954)

Schad, E.: Vergleich der Einteilung der chronischen Glomerulonephritis nach Volhard und nach Ellis aufgrund von 254 Fällen der Med. Poliklink Freiburg. Inaugural-Dissertation 1966

Scheibert, C. D.: Intracranial lesions as a cause of impaired renal function. J. Neurosurg. **18**, 182 (1961)

Schettler, G.: Innere Medizin. Stuttgart 1969

Schreiner, G. E.: The nephrotic syndrome. In: Strauss and Welt

Schultheis: Th.: Verletzungsfolgen und Schädigungsfolgen an den Harnorganen. In: Fischer-Herget-Mollowitz, Das ärztliche Gutachten im Versicherungswesen, Bd. I. München 1968

Schultze, H. E. und G. Schwick: Quantitative immunologische Bestimmungen von Plasmaproteinen. Clin. chim. Acta **4**, 15 (1959)

Schulz, H.: Grundfragen der Neurosenlehre. Stuttgart 1955

Schulz, J. H. Vegetative Steuerung und Psyche, normale und krankhafte Steuerung im menschlichen Organismus. Jena 1937

Schulze, V. E. and E. H. Schwab: Arteriolar Hypertension in the American Negro. Amer. Heart J. II, 66 (1936)

Schwartz, W. B. and J. P. Kassirer: Clinical aspects of acute glomerulonephritis. In: Strauss and Welt

Seegal, B. C. et al.: Studies on the pathogenesis of acute and progressive glomerulonephritis in men by immunofluorescin and immunoferritin techniques. Fed. Proc. 24, 100 (1965)

Seegal, B. C. and E. N. Loeb: The production of chronic glomerulonephritis in rats by the injection of rabbit Anti-Rat-Placenta-Serum. J. exp. Med. 84, 211 (1946)

Seegal, D., J. D. Lyttle, E. N. Loeb, E. L. Jost and G. Davis: On the exacerbation in chronic glomerulonephritis. J. clin. Invest. 19, 569 (1940)

Selye, H.: The general adaptation syndrome and the diseases of adaptation. J. clin. Endocr. 6 (1946)

Selye, H.: Einführung in die Lehre von Adaptationssyndrom. Stuttgart 1953

Selye, H.: The Stress of Life. New York 1956

Sieberth, H. G. und D. P. Mertz: Zur quantitativen Auswertung des Isotopennephrogramms. Z. ges. exp. Med. 139, 330 (1965)

Slator, R. J.: Year Book of Pediatrics, p. 242, 1961/62

Smadel, J. E. and L. E. Farr: The effect of diet on the pathological changes in rats with nephrotoxic nephritis. Amer. J. Path. 15, 199 (1939)

Smithwick: Die Erkennung, Beurteilung und Behandlung des symptomatischen Hochdrucks. Zitiert nach H. Sack und J. F. Koll

Spiess, H.: Zur Purpura Schoenlein-Henoch. Medizinische 699 (1955)

Spühler, O. und H. U. Zollinger: Die chronisch-interstitielle Nephritis. Z. klin. Med. 151, 1 (1953)

Staehelin, B.: Essentielle Hypertonie und Hypotonie als Symptome gegensätzlicher Grundverstimmungen. Praxis 53, 1027 (1964)

Staehelin, B.: Die funktionellen kardio-vasculären Störungen als psychosomatische Syndrome. Bern-Stuttgart 1965

Staehler, W.: Klinik und Praxis der Urologie, Bd. I und II. Stuttgart 1959

Stampfl, B.: Die beidseitige Nierenvenenthrombose beim akuten Hyperparathyreoidismus. Frankfurt. Z. Path. **72**, 320 (1963)

Starr jr., I.: The production of albuminuria by renal vasoconstriction in animals and in man. J. exp. Med. **43**, 31 (1926)

Stein, A. A. and J. Wiersum: The role renal dysfunction in wound dehiscence. J. Urol. (Baltimore) **82**, 271 (1959)

Strauss, J.: Klinische und pathologisch-anatomische Betrachtungen der Nierentuberkulose. Urologe **4**, 29 (1965)

Strauss, M. B. a. L. G. Welt: Diseases of the kidney. Boston 1963

Talbott, H. H. and K. L. Terplan: The kidney in gout. Medicine (Baltimore) **39**, 405 (1960)

Taylor, A.: Some characteristics of exercise proteinuria. Clin. Sci. **19**, 209 (1960)

Taylor, R. D.: The diagnosis and treatment of pyelonephritis. Med. Clin. N. Amer. **39**, 957 (1955)

Teissier, J.: Albuminurie de la station debout: albuminurie orthostatique. Sem. méd. (Paris) **19**, 524 (1899)

Thorp, E. and E. Wakefield: Orthostatic albminuria. Comparison with other of types albuminuria. Ann. inter. Med. **66**, 1565 (1933)

Uthgenannt, H.: Über den szintigraphischen Nachweis akuter und chronischer Durchblutungsstörungen der Niere. Dtsch. med. Wschr. **32**, 1396 (1965)

Uthgenannt, H.: Über den Wert der Szintigraphie bei Erkrankungen der ableitenden Harnwege. Nuclear-Medizin **4**, 3 (1965)

Volhard, F.: Die doppelseitigen hämatogenen Nierenerkrankungen. In: Handb. d. inn. Med. Bd. VI/1, 2, 2. Aufl. Berlin 1931

Volhard, F.: Nierenerkrankungen und Hochdruck. Leipzig 1942

Wegener, F.: Über „generalisierte septische Gefäßerkrankungen". Verh. dtsch. path. Ges. **29**, 202 (1936)

Weiss, M. und D. P. Mertz: Verh. dtsch. Ges. inn. Med. **75**, 1969 (im Druck)

Weißenstein, H. und K. Felkl: Radioisotope in der Nierendiagnostik. Nuclear-Medizin **4**, 4 (1965)

Weizsäcker, V. v.: Soziale Krankheit und soziale Gesundung.
    Berlin-Göttingen-Heidelberg 1955

Weyeneth, E.: Spätschäden nach Pyelographie mit Thorotrast.
    Z. Urol. 51, 513 (1958)

White, H. L. and D. Rolf: Effects of exercise and of some other
    influence on the renal circulation in man. Amer. J. Physiol.
    152, 505 (1948)

Williams, T. F.: Renal cortical necrosis, renal infarction, and
    hypertension due to renal vascular disease. In: Strauss
    and Welt

Wilson, J. L., H. F. Root and A. Marble: Diabetic nephropathy:
    a clinical syndrome. New. Engl. J. Med. 245, 513 (1951)

Wollheim, E. und J. Moeller: Hypertonie, Hypotonie. In: Handb.
    d. inn. Med., Bd. 9, 4. Aufl. Berlin-Göttingen-Heidelberg 1960

Wolman, J. J.: The incidence, causes and intermittency of pro-
    teinuria in young men. Amer. J. med. Sci. 210, 86 (1945)

Zollinger, H. U.: Ein Spindelzellsarkom der Niere, 16 Jahre nach
    Thorotrastpyelographie. Schweiz. med. Wschr. 79, 1266 (1949)

Zollinger, H. U.: Intrarenaler Druck und Niereninsuffizienz.
    Helv. chir. Acta 18, 146 (1951)

Zollinger, H. U.: Autoptische und experimentelle Untersuchun-
    gen über Lipoidnephrose, hervorgerufen durch chronische
    Quecksilbervergiftung. Schweiz. Z. Path. 18, 155 (1955)

Zollinger, H. U.: Pathogenese, Form und Folgen der Nierenmiß-
    bildungen. Verh. dtsch. Ges. inn. Med. 64, 358 (1958)

Zollinger, H. U.: Niere und ableitende Harnwege. In: Spezielle
    pathologische Anatomie, Bd. 3, Hrsg.: Doerr, W. und E.
    Uehlinger. Berlin-Heidelberg-New York 1966

SACHVERZEICHNIS